硬派健身

100问

从吃到动

这么做就能瘦！

斌卡 著

TOUGH
WORKOUT

湖南文艺出版社
HUNAN LITERATURE AND ART PUBLISHING HOUSE

博集天卷
CS-BOOKY

目录

CHAPTER 1

CHAPTER 2

CHAPTER 3

CHAPTER 4

1

CHAPTER
ONE

1.1 不吃饭，瘦更快？

× 谣言：想要瘦得快，当然不吃饭啊！只要你吃得够少，肯定能瘦！

√ 辟谣：不吃饭，短期内的确可能瘦……不过，请做好注定反弹＋可能暴食＋变身易胖体质的准备！

话说，"节食会胖"这个道理，我应该是从写"硬派健身"系列的第一天开始就在念叨了……天天念、碎碎念、唐僧念……再念下去自己都不想听了。

然而很多朋友还是坚信"减肥，只要少吃饭、不吃饭，就一定能瘦"。

所以减肥辟谣的第一条，还是关于节食。再强调一遍：

节食减肥，绝不是普通人健康有效的减肥途径。反弹不说，节食甚至会让你变成易胖体质！ 而且它对你的身体健康，更是有非常大的害处。想要持久高效地瘦下去、美下去，千万不要节食就对了！

还执迷不悟的同学们，一定要认清节食减肥的本质，悬崖勒马，回头是岸！

"节食减肥"为什么不可行？主要有以下 5 方面原因：

【节食五宗罪】

● 压制欲望，让你更容易暴食，吃得更多！

● 短期能瘦，长时间总要反弹，大于 40% 的人比以前更重！

● 降低你的基础代谢，让你变成易胖体质！

● 时间也无法抚平伤痛，节食的伤害日久天长。

● 对健康不利，甚至使女性不来大姨妈，使男性的睾酮降低到阉割水平！

一宗一宗来细说：

一节食，就暴食！

为什么节食注定以暴食收尾？除了大家常说的"欲望像弹簧，你强它更强"以外，还有一个原因：当你节食时，你可不单单是在和你的欲望做斗争，你还要面对一个更麻烦、战斗力更强的敌人——你的身体，你的脑！

在我们的身体里，存在着制约平衡的各种激素，其中和体重相关的，有把身体往胖调整的和往瘦调整的两类：让你胖的"脑肠肽"和让你瘦的"瘦素"。

那节食的时候，你的大脑会干点啥呢？

研究发现：当你几顿不吃，身体开始处于饥饿低血糖状态时，你大脑的控制中枢下丘脑就会刺激脑肠肽、促食欲素等各种想要你大吃特吃的激素分泌，让你食欲高涨，不停想吃，尤其是想吃各种高脂高糖高热量食物！

简单说就是通过调节各项激素水平，让你饿得快，吃不饱，更容易储存能量，更容易暴饮暴食[1]！

---

[1] Sumithran, P., & Proietto, J. The defence of body weight: a physiological basis for weight regain after weight loss. *Clinical Science*, 2013, 124(4):231-241.

白菜吃到饱？也没用！

有同学可能说了：那如果我有策略地节食呢？

如果，大脑是因为吃得少，因为饿了才有反应，那咱们照吃不误，只不过吃得"机灵"点，比如吃蔬菜、魔芋这种没啥热量的东西吃到撑，让肚子直接被塞饱了。这样我们既不会感觉饿，摄入的热量又超低，还能瘦，岂不是两全其美？

呵呵，天真。

如果你的大脑真那么"蠢"，这点小伎俩就能骗过它，那减肥岂不是超级容易，这世上还会有瘦不下来的人吗？

不过，为了用数据来说话，科学家还真就做了这么一个实验！

【 相关研究 】

科学家找了 21 个身体状态接近的健康年轻人进行双盲交叉实验，给他们提供了两份无论是味道、质地还是外形都一样的食物，区别仅在于食物的能量密度大大不同，进行了为期 48 h 的饮食控制研究[1]。

➤ 能量均衡组（EB）：保持日常所需的能量摄入。EI（摄入量）=EE（能量消耗）=TDEE（每日能量总消耗）+RMR（静息代谢率）。

➤ 能量缺乏组（ED）：保持日常所需能量摄入的 10%。

---

[1] O'Connor, K. L., Scisco, J. L., Smith, T. J., Young, A. J., Montain, S. J., & Price, L. L., et al. Altered Appetite-Mediating Hormone Concentrations Precede Compensatory Overeating After Severe, Short-Term Energy Deprivation in Healthy Adults. *Journal of Nutrition*, 2016, 146(2):209-217.

具体的摄入量如下图：

48 h两组摄入能量对比

	EB	ED
能量 /（kcal[1]/d）	3968±793	269±60
能量赤字 /（kcal/d）	−44±92	−3696±742
碳水化合物 /（g/d）	844±187	44±10
蛋白质 /（g/d）	19±3	8±2
脂肪 /（g/d）	58±8	6±3

这就相当于，有两组人，他们吃了看起来一样、闻起来一样、大小一样的"相同"食物。唯一不同的是，一组人的热量摄入为正常生活所需的量，另一组则只吃了平时所需热量的十分之一。

48 h后，科学家测量了被试的体重和身体相关激素变化：

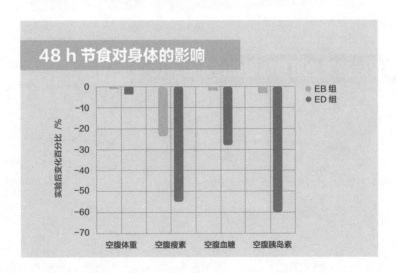

可以看到，超低卡节食 ED 组，虽然体重的确减轻了，但血糖、胰岛素和让你瘦的瘦素，都出现了超级夸张的降幅……这可不是什么好事！

---

[1]　千卡：能量、热量的非国际单位制单位。符号 kcal。1 kcal=1000 cal。

另外，科学家还观察对比了被试在接下来两天的进食情况，以及他们自身的饥饿程度。

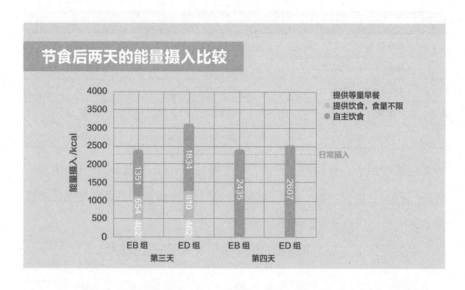

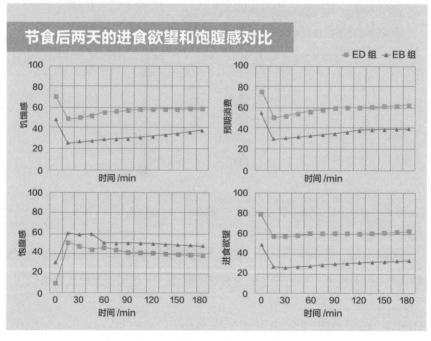

有意思的情况出现了：在被**放开饮食后，能量缺乏组（ED）明显比能量均衡组（EB）吃得多得多**！

第一天，能量缺乏组平均多吃了近 500 kcal，相当于普通女性一顿饭的量……即使这么暴食一天后，第二天 ED 组仍旧比 EB 组多吃了近 200 kcal……

另外，他们主观上也觉得更饿，更难有饱腹感，吃东西的欲望也更加强烈！

同志们，这可是在仅仅节食两天后发生的事情啊！

而且在这个实验里，被试吃的都是色、香、味、体积一模一样的食物，至少主观上，应该没有任何节食的压力。即使是这样，这种操作还是一点都没骗过你的身体和大脑，身体还是清楚地知道你在没事饿着它玩，节食者仍然受到了节食的惩罚，开始节食后的暴食，激素分泌的改变也开始让身体疯狂长肉。

而日常的普通节食，根本做不到这么高明好吗！你还会有主观的节食压力和嘴馋的负面影响。

这还不够说明问题吗……为什么一节食就暴食，为什么不管吃多少蔬菜，喝多少水把自己撑个半死，你还是觉得饿，还是想吃，还是会义无反顾地暴食？

因为你的身体和大脑，在面对吃这件事情上，比你聪明太多了！也就是说：**一朝节食，注定暴食！**

节食，瘦下来也得反弹！

当然，即使短期内你强大的自制力真的战胜了欲望，通过节食减下体重了……从长期看，那些减掉的肉，也会死追着你不放，终将长回来。

大量数据表明，所有节食减肥的人，最终在长时间（≥4 年）内的体重都接近节食前，并且至少有 40% 的人，体重比节食前的更高！

【关于节食反弹的 5 年研究】

为了解节食减肥到底有没有效果，曾有不少机构追踪过节食减肥者的长期身体数据。其中有一项研究，跟踪调查了节食者五年内的体重变化[1]。

调查一开始，所有被试都进行了节食，每天摄入的热量基本也就比你每天只吃苹果或只喝蔬菜汁高了一点点而已。经过了一段时间的低卡饮食，被试的体重确实降了很多，平均降低了 21.1 kg，这是一个非常大的数字了，估计很多喊着减肥的同学，能一下子减下 10 kg，早就乐开花了！

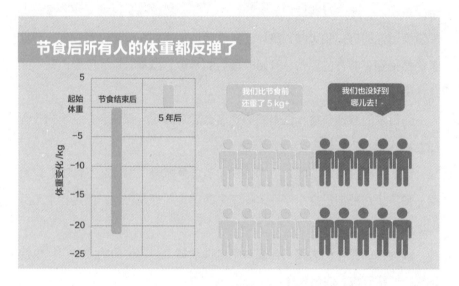

当然，我们说了这是一个长达 5 年的跟踪计划。大家知道，5 年后所有被试的体重是如何变化的吗？令人惊讶的是，**所有人的平均体重，居然**

[1] Foster, G. D., Kendall, P. C., Wadden, T. A., Stunkard, A. J., & Vogt, R. A. Psychological effects of weight loss and regain: A prospective evaluation. *Journal of Consulting and Clinical Psychology*, 1996, 64(4):752-757.

比节食之前高了 3.6 kg，而且其中 65% 的人还至少进行了一次额外的节食！

也就是说，节食根本没有帮助他们成功控制体重，在 5 年后，相比节食时减掉的体重，他们平均反弹了 24.7 kg 之多！

为什么会这样？怎么一开始瘦下来，还会复胖？甚至复胖后，比起节食前还要重呢？这就又要提到我们神奇的身体系统了。

节食，让身体更想胖！

我们的身体和大脑，对你的体重和体脂有着自己的一套想法，在它的规划里，你就应该是现在的体重，无论你做什么样的尝试来改变饮食，它都试图把你的体重稳定在这个点上。

你以为能通过少吃减少摄入来帮助减重，但身体却会通过调节激素分泌，降低基础代谢，让你支出更少，脂肪囤积得更多，彻底打破你的幻想！

【节食，改变激素分泌】

还是说回我们身体里和体重相关的两类激素：让你瘦的瘦素以及让你胖的脑肠肽。

＊ 瘦素：促使机体减少摄入，增加能量释放，抑制脂肪细胞的合成，进而使体重减轻。

＊ 脑肠肽：刺激饥饿感，促进胃排空及胃酸分泌，引起食物摄入增加，使体重增加。

节食会对这两种激素产生什么样的影响呢？

【节食对瘦素和脑肠肽的影响】

在一项研究中，科学家召集了一群超重者来进行节食实验（节食 10 周，平均减掉 13 kg），以观察节食对这两种激素水平的影响。

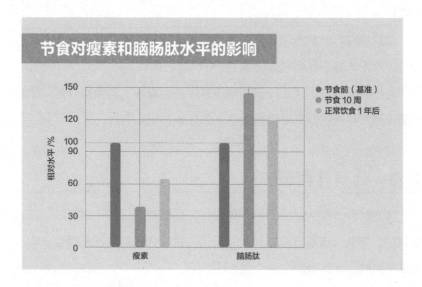

结果发现，10 周节食结束后，脑肠肽急剧上涨近 50%，而瘦素含量下降了约三分之二 [1]。

脑肠肽升高，瘦素降低，这样的变化表明了身体全面往长胖的方向发展的趋势。也就是说，虽然通过 10 周的节食，被试的体重降低了。但他们的身体却变得更容易饥饿，处于想要吃得更多，更容易长胖的模式。

当然，故事并没有完，上述这个实验还进行了一年的跟踪调查，结果表明，一年后，大多数被试的体重反弹上升。而脑肠肽水平还是高出干预前 20%，而瘦素的水平仍比研究开始前低三分之一。

这说明了什么？说明在你节食减肥一年以后，你的身体还对你因少吃减去的肉耿耿于怀。下丘脑还是在持续调整你的身体状态，敦促你往胖了

[1] Sumithran, P., Prendergast, L. A., Delbridge, E., Purcell, K., Shulkes, A., Kriketos, A., & Proietto, J. Long-term persistence of hormonal adaptations to weight loss. *New England Journal of Medicine*, 2011, 365(17):1597-1604.

长。而造成这一切的根本原因，就是为了长回这一点点因为节食而丢掉的体重！

【节食，降低基础代谢】

除了影响激素分泌，节食还会导致肌肉分解，并且让身体自主地调低基础代谢，从而让你的热量消耗更少，这也是节食者容易复胖的主要原因。

【节食对基础代谢的影响】

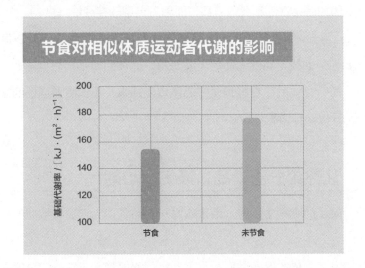

研究发现，拥有相同的身高、体重等条件的相似体质运动者，节食者的基础代谢率明显低于对照组，有 14 kJ·$(m^2 \cdot h)^{-1}$ 之多！[1]

＊ **基础代谢**：人和动物在清醒、安静并离上次进食至少 12 h 的情况下测得的单位时间内的能量消耗水平。基础代谢越高，你消耗的热量越多，身体日常所需的能量也就越多；基础代谢越低，你所需的能量也

[1] Steen, S. N., & Brownell, K. D. Patterns of weight loss and regain in wrestlers: Has the tradition changed? *Medicine and science in sports and exercise*, 1990, 22(6):762-768.

就越少。

　　节食者的基础代谢更低，就意味着，如果两组人吃相同的食物，节食者会胖，而不节食的人体重则不会有变化。

　　很多朋友在节食后，发现自己即使吃的跟以前一样，还是复胖了，就是这个原因。

　　另外，节食的危害远不止体重反弹，还可能引发神经性贪食等问题，都会让你吃得更多，吃得更胖！（戴安娜王妃和因为胰腺癌而去世的乔布斯，就是因为经常性的断食、节食，而患有典型的神经性贪食。）

　　害怕了吗？你用节食的方法来降低体重，就如同没钱花就去借贷一样！只要你欠他钱，他就追你到天涯海角，追你到海枯石烂！同理，只要你欠它体重，身体就红着眼睛逼你把体重还回来！不仅要通通还回来，还要多长几斤以防你再犯！

节食，让你内分泌紊乱，损伤性功能！

　　节食除了让你不瘦反胖，带来的另一大问题是，它会导致你的内分泌紊乱！

　　要知道，人体的很多激素水平，本身就都依赖于正常的饮食摄入和体脂水平。一旦你做出很极端的节食行为，你体内很多相关的内分泌代谢就都会出现紊乱。

　　能量摄入不足，营养不均衡，体重体脂大幅降低，是导致女性姨妈不来的主要原因之一[1]。数据表明，体重体脂与月经功能密切相关：当体重低于标准的 5%~10% 时，月经功能就可能出现紊乱；而当低于标准的 15%

[1]　Williams N. I. Lessons from experimental disruptions of the menstrual cycle in humans and monkeys. *Medicine and science in sports and exercise*, 2003, 35(9):1564-1572.

时，大姨妈可能就不来了！

研究还发现，同样训练强度的运动员，出现闭经的，大多数都是营养摄入过低导致的[1]。而长期营养摄入不足，会明显抑制生殖激素的分泌，导致月经功能失调。

另外，节食还可能导致男性睾酮值大幅度降低，一项研究让一些男性被试在同时进行节食和体力运动的情况下，强行降低体脂。最后发现，**节食让所有被试的内分泌都紊乱了，其中"睾酮降低至阉割水平！"**[2]。

所以无论是为了减肥，为了健康，还是为了自己的"性福"和性别魅力，都绝对不要节食啊！

最后总结一下：

1. 节食并不是有效减肥的好方法，虽然它看起来最简单易行，效果最快，但实际上，节食很容易导致暴食和易发胖体质，这不是你能决定的，而是由你身体中的激素水平决定的。

2. 假如你想欺骗你的身体，用什么白菜、魔芋等低热量的食物填饱自己，以规避节食的副作用，其实也没有意义。身体会严格监控你摄入的热量，一朝节食，注定暴食。

3. 节食减肥，短期可能有用，长期几乎是注定反弹。一项持续 5 年的长期研究发现，被试经过短期节食体重都下降了，但 5 年后，几乎所有人都反弹到了比减肥前还高的重量。

4. 节食后，激素会让你变成易胖体质。而且，节食对激素的影响并不

[1] Nicol, L. M., Rowlands, D. S., Fazakerly, R., & Kellett, J. Curcumin supplementation likely attenuates delayed onset muscle soreness (doms). *European Journal of Applied Physiology*, 2015, 115(8):1769-1777.

[2] Friedl, K. E., Moore, R. J., Hoyt, R. W., Marchitelli, L. J., Martinez-Lopez, L. E., & Askew, E. W. Endocrine markers of semistarvation in healthy lean men in a multistressor environment. *Journal of Applied Physiology*, 2000, 88(5):1820-1830.

是一朝一夕的，即使停止节食一年后，激素仍然会让你发胖。而你的基础代谢也会受损，以前一天吃 10 个馒头不胖，现在吃 9 个就长肉。

5. 最后一点，节食会损伤你的性功能。女性极端节食，大姨妈会不来，男性极端节食，甚至会把睾酮分泌降低至阉割水平。

1.2 低碳水饮食更减肥？低脂饮食更减肥？

× 谣言：减肥不吃主食，是不是瘦得更快，效果更好？减肥不吃油，是不是减得更快？

√ 辟谣：长期来看，低碳水饮食（不吃主食）和低脂饮食（不吃油）的减肥效果是接近的，没有太大差异。

10 年前，如果你问一个减肥人士：什么饮食方法能减肥？估计最可能听到的回答，是"少吃脂肪"，那时，肥肉、奶酪等，都是减肥的大敌。减肥人士，甚至出去吃炒菜都需要一碗开水，吃之前把油脂从蔬菜上涮下去。

那时，所有的减肥可以归结为"低脂"饮食。主要是不吃油，不吃脂肪，甚至连一些健康的含脂肪坚果也需要规避。

今天，如果你问一个健身人士：什么饮食方法能够减肥？估计最可能听到的回答，就是"生酮饮食"（或者低碳水饮食法、阿特金斯减肥法等等）。时代变了，油脂可以随便吃，但是主食、水果，淀粉类食物，却变成了减肥的敌人。

"低碳水饮食"，简单粗暴地总结下，就是：不吃淀粉，但是可以随便吃肉和油脂（甚至网上有专门的低碳水零食，其中就有炸牛油渣等）。很多健身者相信，这样的饮食，最容易让人瘦。

> **Tips:** 当饮食中碳水化合物摄入不足时，人体胰岛素水平下降，血糖供给不足，脂肪更多被用于供能。当然，什么能量不够用，都会消耗脂肪。生酮饮食法被认为会导致糖异生，生成酮体（生酮饮食法因此得名），一部分用于供能，多余的会被排出体外。

两种减肥方法，看起来都很有道理，毕竟，脂肪每克提供 9 kcal，确实也比碳水和蛋白质高出一倍有余。多吃脂肪，就长脂肪，听起来也符合咱们中华民族吃啥补啥的朴素观念。

生酮饮食，也确实会导致糖异生，让身体生成更多能量。而说到主食，也就是米面馒头这类碳水化合物，这几年可真是被批判得很惨。以前它们是中华民族的根基，到现在，它们天天被声讨，被当作导致中国人发胖和糖尿病、心脑血管疾病的罪魁祸首。

那么问题来了，减肥，低碳水还是低脂更有用？

低碳水饮食？低脂饮食？减肥效果没差！

斯坦福大学的一项研究发现：**低碳水饮食法和低脂饮食法，在减肥效果上，没有本质差异**[1]。

---

[1] Gardner, C. D., Trepanowski, J. F., Gobbo, L. C. D., Hauser, M. E., Rigdon, J., & King, A. C., et al. Effect of Low-Fat vs Low-Carbohydrate Diet on 12-Month Weight Loss in Overweight Adults and the Association With Genotype Pattern or Insulin Secretion:The DIETFITS Randomized Clinical Trial. *JAMA*, 2018, 319(7):667-679.

共有 609 名 18~50 岁的成年人参与。其中男女比例为 43%：57%，也算五五开。参与者都身材偏胖，体质指数（BMI）为 28~40 kg/m²。实验通过控制总热量摄入，并限制他们可以吃的食物，把他们分为两组，分别为低脂饮食组（可以吃的食物主要是一些脂肪含量比较低的）和低碳水饮食组（可以吃的食物主要为碳水含量较低的）。

其中，79%（481 人）的参与者完成了本实验。

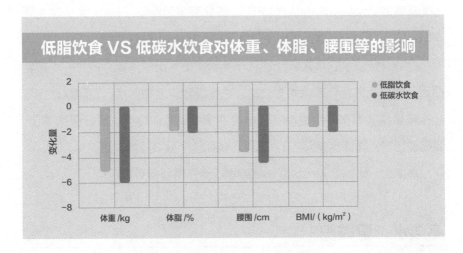

一年之后，研究发现低脂饮食组，平均减重 5.3 kg（95% 置信区间 −5.9～−4.7 kg）；低碳水饮食组，平均减重 6.0 kg（95% 置信区间 −6.6～−5.4 kg）。两组的体重下降并没有明显差异。

同样，两种饮食法的腰围（−3.74 cm vs −4.41 cm）、BMI（−1.75 kg/m² vs −2.07 kg/m²）、体脂比例（−1.97% vs −2.15%）的变化都没有明显的差异。

健康方面。两组的脂代谢、血压、血糖、胰岛素水平，也都改善了，但是没啥大差异。

简单地说，体重超重或者肥胖人士，只要你不吃过量了，两种饮食法就都能减肥，就也都能促进健康，并没什么差异。

因为这些饮食方式之所以能让一部分人减重，本质上都是营养元素不均衡的单一饮食降低了总热量摄入起到的作用。也就是只要吃米饭不就红烧肉，或者单吃米饭，或者单吃肉，你都不会吃太多。

不过我们并不建议采用低碳水或低脂这类偏重某一营养结构的饮食方式，会对健康带来一定的危害。比如一项研究就发现，长期的低碳水饮食可能有增加糖尿病患病概率的风险[1]。而之前英国食物标准局也发表了官方声明，认为"长期不摄入或极少量摄入碳水化合物是危险的"。

此外，低碳水饮食之所以这几年受到减重人士的追捧，还有一个重要原因，就是在进行低碳水饮食之初，它会导致你轻微脱水。短期这让你看起来就像瘦了很多，脸也小了，腰也细了（同时你也会发现，尿也黄了，容易便秘了，异味也变大了）。不过，长期这个效果可就没了。

事实上，比起低碳水饮食，高碳水饮食还能瘦得更快呢！

高碳水，更减肥？

20 年前，就有研究发现，**高碳水饮食相比低碳水饮食，可能更有利于你身体的代谢和脂肪氧化，更有利于减重**[2]。而较低的碳水摄入可能会干扰

---

[1] Wang, Y., Wang, P. Y., Qin, L. Q., Davaasambuu, G., Kaneko, T., Xu, J., ... & Sato, A. The development of diabetes mellitus in wistar rats kept on a high-fat/low-carbohydrate diet for long periods. *Endocrine*, 2003, 22(2):85-92.
[2] Mariash, C. N., Kaiser, F. E., Schwartz, H. L., Towle, H. C., & Oppenheimer, J. H. Synergism of thyroid hormone and high carbohydrate diet in the induction of lipogenic enzymes in the rat. mechanisms and implications. *Journal of Clinical Investigation*, 1980, 65(5):1126-1134.

你的甲状腺活性，让你的燃脂变慢 [1]……

前两年美国南加利福尼亚州大学的研究人员在追踪了 5000 名健康加拿大居民的膳食结构后，也发现那些高碳水摄入者，每天摄入的热量反而比低碳水摄入者低 100 kcal，更不容易肥胖和超重，从长期看，更有利于控制体重。

而最近更是有一篇好玩的研究文章，直接分析碳水的不同摄入量，以及碳水的类型，对减重的相关影响：

【相关研究】

科学家先从 247 名志愿者中，筛选了 91 名身体情况相似的肥胖被试，进行了为期 4 阶段的观察研究 [2]。

➤ **阶段 1- 观察期（5 周）**：通过固定的热量摄入，保持所有被试的体重稳定，目标是确认所有被试的日常热量消耗情况；

➤ **阶段 2- 减重期（12 周）**：将所有被试随机分成 4 组，提供相同热量、不同碳水构成的饮食，进行为期 12 周的减重过程；

➤ **阶段 3- 维持期（5 周）**：不改变阶段 2 的饮食营养构成，通过调整整体热量摄入，维持所有被试阶段 2 减掉的体重；

➤ **阶段 4（1 年后）**：在阶段 3 结束后的 1 年后，研究人员又对所有被试进行了后续调查。

[1] Ullrich, I. H., Peters, P. J., & Albrink, M. J. Effect of low-carbohydrate diets high in either fat or protein on thyroid function, plasma insulin, glucose, and triglycerides in healthy young adults. *Journal of the American College of Nutrition*, 1985, 4(4):451-459.
[2] Karl, J. P., Roberts, S. B., Schaefer, E. J., Gleason, J. A., Fuss, P., & Rasmussen, H., et al. Effects of carbohydrate quantity and glycemic index on resting metabolic rate and body composition during weight loss. *Obesity*, 2015, 23(11):2190-2198.

Tips：什么是 GI？

食物可按 GI 值分为高 GI 饮食和低 GI 饮食。血糖生成指数（glycemic index，GI），可以简单理解为，吃完一个东西后，你的血糖提升速度有多快。提升速度越快，这个指数数值越高。该指数对主食等碳水化合物指导意义更明显。

那么哪些是高 GI 食物，哪些是低 GI 食物呢？

一般我们认为，0~55 为低 GI，56~69 为中 GI，70~100 为高 GI。

低 GI 常见食物：苹果、西柚、橘子、桃子、黑面包，几乎所有豆类，奶及奶制品（不添加糖的），肉类。

中 GI 常见食物：葡萄、香蕉、哈密瓜、红薯、燕麦片、糙米等。

高 GI 常见食物：西瓜、荔枝、土豆、白面包、全麦面包、白米饭、糕点、含糖饮料等。

可以看到，水果里，越甜的 GI 越高，比如葡萄、荔枝就高于桃子、橘子。主食里，人类加工痕迹越重，GI 越高，比如白米就高于糙米，白面包就高于全麦面包，全麦面包又高于燕麦片。

而所有含糖食物，GI 都相对比较高，因为白糖的 GI 值是 100。所以，含糖食物一定要少吃，它不仅让你老，而且让你胖。

四类不同的碳水构成：

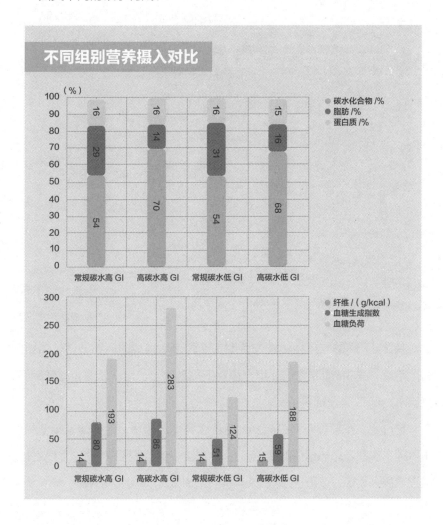

结果相当有意思：

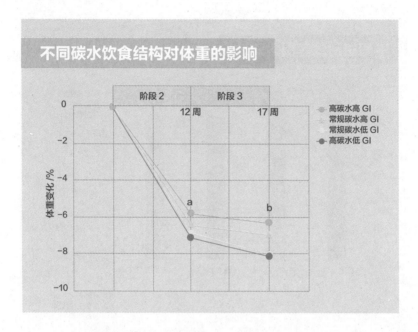

共计 17 周的减重和体重维持期，不同碳水构成的四组被试，体重都有所下降，其中高碳水低 GI 组，体重下降最明显。也就是说，减肥期间，高碳水，低 GI，反而更有利。

这说明，不管你吃多少碳水，吃什么类型的碳水，让你体重降低的根本原因其实都是总热量值的变化。另外，相同热量情况下，高碳水低 GI 的减重效果，要远好于低碳水高 GI。

延伸阅读：低碳水饮食，降低有氧运动速度！

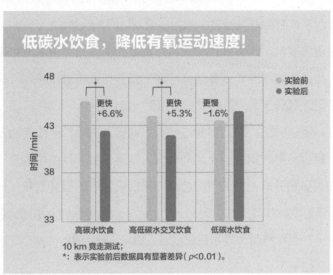

对运动者而言，低碳水饮食会显著降低力量和运动耐力。一项研究就发现，在路程一定的情况下，采用低碳水饮食的被试，有氧运动速度会降低 1.6%。总体的训练效果也很差。进行 21 周训练后，只有低碳水饮食组，成绩不进反退。

【引用】

Burke, L. M., Ross, M. L., Garvican-Lewis, L. A., Welvaert, M., Heikura, I. A., & Forbes, S. G., et al. Low carbohydrate, high fat diet impairs exercise economy and negates theperformance benefit from intensified training in elite race walkers.*The Journal of Physiology*. 2016, 595（9）: 2785-2807.

首先，咱们已经说过了：不吃脂肪的低脂饮食，和不吃主食的低碳水饮食所带来的减肥效果差不多，原理都是单一营养构成导致的总热量减少。这样做第一是不好操作，第二是长期进行也不健康。

其次，脂肪作为重要的营养物质，日常适度摄入，可以增加饱腹感，稳定血糖水平，避免减肥过程中因为血糖波动而暴饮暴食。

从健康角度看，饮食中也应该含有适量脂肪，因为很多维生素都是脂溶性的，如果不吃脂肪，很多人体必需的营养元素将难以吸收。而且，脂肪还可以促进睾酮分泌，对增肌减脂也有一定好处[1]。

不过，运动减肥，的确需要注意脂肪的摄入时段：运动前后及训练期间，请尽量避免摄入脂肪。运动前后摄入脂肪，会导致生长激素（生长激素负责加速脂肪分解，促进肌肉合成，是增肌减脂的重要激素）分泌大大减少，直接影响训练效果和肌肉增长[2]。另外，训练后摄入脂肪，还会降低胰岛素分泌，影响糖原合成和超量恢复，降低训练效果。

最后总结一下：

1. 低脂饮食和低碳水饮食，并不会让你更瘦，只是一种变相的节食。从减肥效果上看，两者也差不多。

2. 低碳水饮食近些年被推崇，部分原因是前期它会导致你脱水，让你看起来瘦，但长期来看，体重体脂其实没有变化。

3. 低碳水饮食会带来很多身体问题，除了糖尿病、甲状腺功能受损等，还会让你大姨妈不来，手脚冰凉，代谢降低。对运动的朋友而言，还会降

---

[1] Volek, J. S., Kraemer, W. J., Bush, J. A., Incledon, T., & Boetes, M. Testosterone and cortisol in relationship to dietary nutrients and resistance. *Journal of Applied Physiology*, 1985, 82(1):49-54.

[2] Cappon, J. P., Ipp, E., Brasel, J. A., & Cooper, D. M. Acute effects of high fat and high glucose meals on the growth hormone response to exercise. *Journal of Clinical Endocrinology & Metabolism*, 1993, 76(6):1418-1422.

低你的运动耐力。

4. 低脂饮食也是一样，脂肪是很多营养元素的载体，摄入缺乏会导致很多问题。另外，摄入脂肪可以促进睾酮分泌，有利于增肌减脂，对维持男女生理功能，保证运动效果也很重要。

1.3 减肥，早餐一定要吃好？

× 谣言：早餐是最重要的一餐，不吃早餐，就是你变胖的开始！早上新陈代谢高，早餐随便吃也不会胖！

√ 辟谣：没有吃早餐习惯的人，不用强迫自己吃。不吃早餐，可能更容易瘦！

大家想必都听过以下类似的俗语：

"早餐要吃好，午餐要吃饱，晚餐要吃少"；

"皇帝的早餐，平民的午餐，乞丐的晚餐"；

"早餐是一天中最重要的一餐"。

尤其是对于减肥者，众多媒体强调：

"不吃早餐，就是你变胖的开始！如果你不吃早餐，就会导致午餐和晚餐吃得更多，更容易暴饮暴食，也就更容易发胖。"

还有人说，"早晨新陈代谢高，所以早餐可以随便吃，吃多了也不会胖"云云。

但实际上，现代人对早餐的重视，很可能起源于 1944 年通用食品的广告。后来又发扬于凯洛格兄弟开设的家乐氏麦片……就是外国人们天天早晨吃的那种。

当然，一开始凯洛格并没有说吃早餐可以减肥（如果他的公司创办在现代，想必他一定会这么讲）。而他（不靠谱）的言论包括：好好吃早餐，多吃麦片等素食，不要吃肉，这样可以帮助人们减少手淫、更加健康等等，现在听起来就觉得既好笑又不靠谱。

现实是，**目前的大多数研究发现，吃早餐并不会让我们一天的总摄入量变少，反而会变多。而不吃早餐，反而能减少每日的能量摄入。**

不吃早餐，反而更瘦？

一篇最近发表在《英国医学杂志》首页的论文，综合了 13 个关于早餐的实验，总结出了以下的结果：

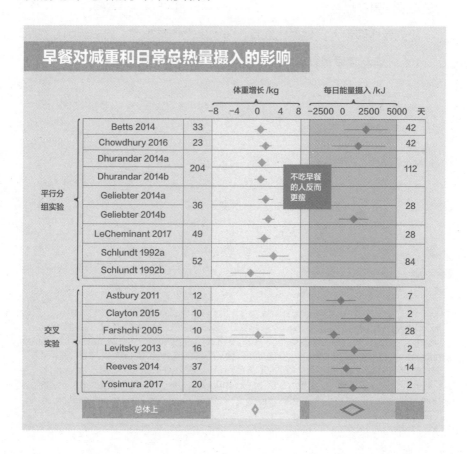

早餐对减重和日常总热量摄入的影响

吃早餐不但不会让人更瘦，相反，吃早餐的人，会比不吃早餐的人重0.44 kg[1]。

不吃早餐的人，在中午确实吃得更多了。但从一天的总热量摄入来看，不吃早餐的人反而摄入的热量更少。平均下来要比吃早餐的人少摄入259.79 kcal。

研究人员认为，不论之前的早餐习惯如何，为了减肥而去吃早餐都不是很好的选择，可能会适得其反。

另一项刊登于《美国临床营养学》杂志的英国研究同样表明，其实吃不吃早餐对人体的代谢水平并没啥影响，而且相对不吃早餐，吃早餐可能会让你摄入更多热量。[2]

研究者将两组人员做对比观察，一组早上不吃东西，另一组则要在早上 11 点之前吃完早餐，其中大多数人都是刚睡醒不到 2 h。

[1] Sievert, K., Hussain, S.M., Page, M.J., Wang, W., Hughes, H.J., Malek, M., & Cicuttini, F. M. Effect of breakfast on weight and energyintake: systematic review and meta-analysis of randomised controlled trials. *British Medical Journal*, 2019, 364:l42.
[2] Betts, J.A., Richardson, J.D., Chowdhury, E.A., Holman, G.D., Tsintzas, K., & Thompson, D. The causal role of breakfast in energy balance and health: a randomized controlled trial in lean adults. *The American journal of clinical nutrition*, 2014, 100(2):539-547.

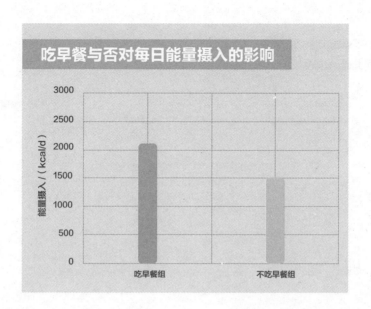

吃早餐与否对每日能量摄入的影响

结果发现，其实不吃早餐，并不会让你一整天的热量摄入增加，相反地，吃早餐组一天的总热量摄入，要比不吃早餐组平均高出 442 kcal。另外，研究者也认为，吃不吃早餐，对一个人的静息代谢、心血管健康指数等也没有任何影响。

也就是说，**你的体重的增减，并不是由吃早餐或者不吃早餐来决定的。** 不要以为不吃早餐，你就会变胖。也不要以为吃了早餐，你就能不胖了。对体重和健康的影响，更多还是要看你一天的总摄入热量和饮食结构。

另外，很多人觉得早晨是一天之中新陈代谢最快的时候，所以可以随便吃，其实也是有问题的。

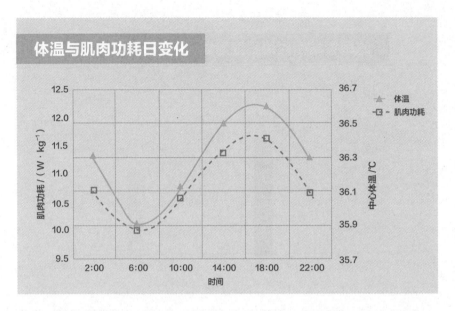

体温与肌肉功耗日变化

纵轴左：肌肉功耗 / (W · kg⁻¹)，右：中心体温 /℃

图例：
- 体温
- 肌肉功耗

横轴：时间（2:00、6:00、10:00、14:00、18:00、22:00）

实际上，人体一天中体温最高的时候是在下午四点到六点[1]。而体温与基础代谢关系最为密切，每升高 1℃，新陈代谢会上升 8% 左右。所以**下午四点到六点才是人体代谢水平最旺盛的时段**。所谓的"早上新陈代谢高，随便吃不怕胖"的论调，也就不攻自破了。

所以最后总结一下，早餐到底吃不吃呢？

1. 吃不吃早餐，看你自己的习惯，你要是每日吃早餐，并且不吃早餐坚持不到中午，那就果断吃，别饿着自己。

2. 如果你本来就不吃早餐，或者只是听了"吃早餐能减肥，不吃会更胖"的说法，每天强迫自己加餐。这种情况下，早餐只会导致你一天的总能量摄入增加，最后让你更胖，更不健康。

3. 如果你真的听信了"早晨新陈代谢高，所以吃什么都可以"的说法，

---

[1] Racinais, S. Different effects of heat exposure upon exercise performance in the morning and afternoon. *Scandinavian journal of medicine & science in sports*, 2010, 3(s3):80-89.

那么你还可能吃很多不健康的食物，比如摄入过多的饱和脂肪酸（培根）、大量的糖（糕点、果汁）等等。

4. 规律、健康的饮食，才是最好的饮食。

1.4 少吃多餐，更减肥？

× 谣言：减肥一定要少吃多餐，可以控制食欲，吃得更少，还能增加食物热效应，提高基础代谢。

√ 辟谣：少吃多餐不减肥，还可能让你饿得更快，吃得更快……

曾经，"少吃多餐"几乎成了既想要好身材又贪吃的同学们心中的不二铁律！

说是少吃多餐可以更好地降低食欲，控制热量摄入，还能增加食物热效应，消耗更多热量，对提高新陈代谢也很有帮助！

你想啊，没事隔一两个小时就能往嘴巴里塞点坚果、酸奶、面包、水果……既解了嘴馋，又能瘦，这绝对是馋者的强心针，吃货的安慰剂！

所以，少吃多餐真的有助于减肥吗？

当然不是！且不说你做得到多餐却不一定能做得到少吃，事实上，即使你真心"少吃多餐"了，可能也根本没啥减肥效果！

少吃多餐，结果吃更多？

先说结论：**少吃多餐并不能给人带来充分的饱腹感，反而让人保留了持续进食的欲望，更容易吃过量，并不利于减轻体重。**

说少吃多餐可以更好地降低食欲的依据，是如果你高频率地进食，嘴巴一直得到满足，那食欲自然也可以得到很好的控制。

不过，研究发现，恰恰相反，**进食频率越高，你的食欲越旺盛**，越抑制不住地想继续吃！ [1]

【相关研究】

研究人员找来一群身体健康的成年人，将他们平均分成 2 组，进行为期 3 周热量相同、进食频率不同的饮食干预：

一组采用标准的一日三餐；

另一组采用少吃多餐的方式，一天共进食 8 餐；

两组被试每日的总热量摄入保持一致。

然后研究人员对他们在 3 周不同的饮食方式下，进食等量早餐后，4 h 内各自的饥饿度、进食欲望等进行了综合评分。

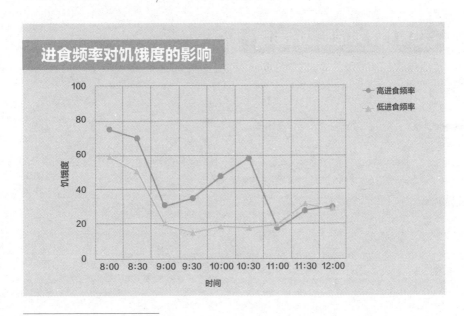

[1] Perrigue, M. M., Drewnowski, D., Ching-Yun, W., & Neuhouser, M. L. Higher Eating Frequency Does Not Decrease Appetite in Healthy Adults, *Journal of Nutrition*, 2016, 146(1):59-64.

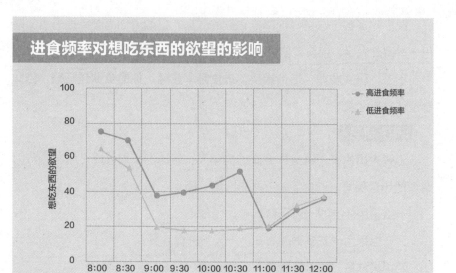

进食频率对想吃东西的欲望的影响

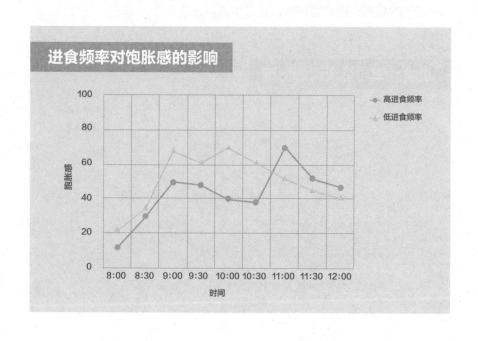

进食频率对饱胀感的影响

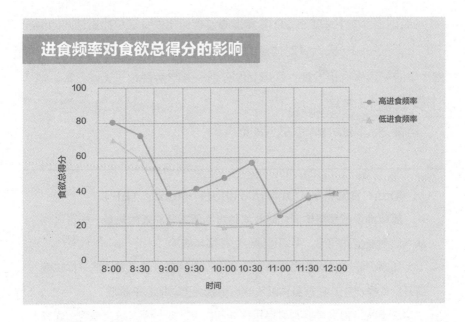

進食頻率對食欲總得分的影響

高進食頻率
低進食頻率

食欲總得分

時間

你没看错，研究结果表明：居然是更高的进食频率，会导致你更容易饿！更想吃东西！综合食欲更旺盛！

也就是说，你吃东西的频率越高→越想不停地吃下去→吃的次数更多→吃的量也更多→可能胖得更快……

少吃多餐，能提高基础代谢，增加食物热效应吗？

另外，少吃多餐也并不能提高基础代谢。科学家发现，你自身的新陈代谢，并不会因为进食时间和单次进食量的不同，而受到多大影响。

在总摄入量不变的情况下，一天吃 2 顿和一天吃 5、6、7、8 顿，对你的基础代谢毫无影响！ [1]

[1] Taylor, M. A., & Garrow, J. S. Compared with nibbling, neither gorging nor a morning fast affect short-term energy balance in obese patients in a chamber calorimeter. *International Journal of Obesity & Related Metabolic Disorders Journal of the International Association for the Study of Obesity*, 2001, 25(4):519-528.

《英国营养学》杂志在 2010 年发表过相似研究：在总热量相同的情况下，一天三餐和一天六餐对体重的影响程度并无差异。2014 年，英国华威大学的一项研究也发现：两组女性分别一天吃两餐和一天吃五餐，她们的新陈代谢并无差异。

再看少吃多餐对食物热效应的影响。

Tips：食物热效应（thermic effect of food，TEF）

简单地说就是身体消化吸收某种食物所需要消耗的热量。毕竟食物从入口到被合理利用，中间是要经过很多步骤的。

如果少吃多餐真能提高食物热效应，那就意味着只要你把一样东西掰开分成多次吃，它被身体吸收的热量就会相对地越来越低……

想想就觉得很美好？可惜早在 1990 年，就已经有研究表明：如果你吃的是等量的相同食物，那身体消化它们所需要的热量，其实和你分几次吃并没有任何关系！

【 相关研究 】

科学家为研究进食频率对食物热效应的影响，找了 18 个正常体重的健康女性，随机分两组，一组吃高碳水低脂饮食，一组吃低碳水高脂饮食。

然后让这两组被试分别采用一次进食完和分成两次进食的方式，测试她们在进食 6 小时后食物热效应的变化。

结果表明：在摄入同样食物的情况下，身体消化食物所需的热量，与用餐次数并没有关系！

所以，如果你是为了减肥而故意少吃多餐的话，建议你还是三思而后行吧，与其关心自己每天吃了几顿，不如多关心关心一共吃下去了多少！

最后总结下：

1. 少吃多餐并不会让你少吃，反而让你的饱腹感更低，饥饿程度增加，食欲更高。

2. 少吃多餐也并不能增加你的身体消耗，无论你吃 2 顿还是吃 3、4、5、6、7 顿，食物总的热效应都不会有变化。

3. 所以，少吃多餐并不有利于减肥，还是好好地规律饮食吧！

1.5　负卡路里食物，帮你瘦？

× 谣言：**减肥要多吃低热量，高膳食纤维，还能促进新陈代谢的负卡路里食物，越吃越瘦！**

√ 辟谣：**负卡路里是个生造出来的概念，在同等热量下，也不比其他食物更能帮助减肥。**

经常关注健康运动的大家，估计都接触过一个名词，叫"负卡路里食物"。大意是说：这种食物，吃下去不仅没有热量（或者热量极低），反而还会吸收你的热量，从而达到越吃越瘦的目的。

那么真的存在负卡路里食物吗？负卡路里食物减肥真的靠谱吗？

哪种食物算负卡路里食物？

先来说说关于负卡路里食物的大致定义。我们常见的网络文章中介绍的负卡路里食物有芹菜、葡萄柚等等。

从原理上讲，这两种食物分别代表负卡路里食物的两种类型：一种是低热量，高膳食纤维；另一种是低热量，同时促进新陈代谢。

所以下面分别来说说这两类食物对减肥是否有帮助。

高膳食纤维的负卡路里食物有用吗？

首先说说芹菜类，虽然说，我们一般摄入的食物的热量并不是 100% 被吸收的。我们吃下去的食物热量一般分为三个部分：吸收的热量、废弃的热量和食物热效应。

所谓废弃的热量，就是没消化直接排出去的部分。一般类似芹菜这种高膳食纤维的食物，相对废弃率就高一点。当然，更常见的是"see you tomorrow"（代指金针菇。因为金针菇不易被分解消化，咀嚼不充分的话，第二天很可能原样排出，所以今天吃，明天见）。

通常来讲，**脂肪的食物热效应在 5% 左右，碳水也是 5% 左右，蛋白质则高达 30%~40%**。

所以我们一直说，吃同等热量食物的情况下，蛋白质含量高的更利于减肥，因为食物热效应高，不易产生多余的热量。另外，很多人也发现，自己吃了高蛋白的食物后全身燥热，这也是因为食物热效应。

但是，食物热效应再高，也无法变成负卡路里，就像 100 元的商品再怎么打折，也无法倒找你钱。它永远都是有热量的，就像老祖宗说的，"一尺之棰，日取其半，万世不竭"。

所以，即使是芹菜这种高膳食纤维的食物，其实也不是负卡路里。

有项实验专门研究了芹菜热量的摄入，他们选取了 15 名健康的志愿者，测量了他们在食用芹菜之前和之后的静息代谢。结果发现，**一般来讲，芹菜每 100 g 含有热量 16 kcal，在人摄入后，实际为人体提供了 2.24 kcal 的热量。很低，但不是负的** [1]。

---

[1] Clegg, M. E., & Cooper, C. Exploring the myth: does eating celery result in a negative energy balance? *Proceedings of the Nutrition Society*, 2012, 71(OCE3):E217.

提升基础代谢的负卡路里食物有用吗？

另外一类负卡路里食物，有葡萄柚等。因为葡萄柚中含有柚皮素，可以提升一定的新陈代谢，所以也被认为是负卡路里食物。

实际上，食物里提升新陈代谢的元素，在搭配运动的情况下，确实可以明显提高运动中和运动后的脂肪代谢和能量消耗[1]。

但在你坐着不动的情况下，效果微乎其微。

咖啡的热量非常低。即使是减肥水果葡萄柚，每百克热量也比黑咖啡高 51.76 倍。但即使是几乎零热量，又被确认能促进脂肪燃烧的黑咖啡，哈佛大学公共卫生学院的研究人员发现，日常饮用咖啡的人，体重也只比不喝咖啡的人低 1 磅[2] 左右。这是一个非常小的数字，对减重基本不具有任何参考意义。

究其原因，可能是日常饮用咖啡虽然能促进身体的脂肪分解，但也会增加身体中皮质醇等激素的分泌，将体重维持在一个相对均衡的水平。

可以看到，对比脱因咖啡和水，饮用咖啡最终导致了血清中皮质醇的上升，而长期、慢性的皮质醇上升，会影响到人的体重。[3]

所以这种类型的补剂，只有在运动的情况下有比较好的效果，"躺瘦"什么的，不太可能。不然的话，世界上哪儿还有那么多人需要减肥？

---

[1] Astorino, T. A., Martin, B. J., Wong, K., & Schachtsiek, L. Effect of acute caffeine ingestion on EPOC after intense resistancetraining. *The Journal of sports medicine and physical fitness*, 2011, 51(1):11-17.

[2] 磅：英美制质量或重量单位。1 磅合 0.4536 千克。

[3] Gavrieli, A., Yannakoulia, M., Fragopoulou, E., Margaritopoulos, D., Chamberland, J. P., Kaisari, P., ... & Mantzoros, C.S. Caffeinated coffee does not acutely affect energy intake, appetite,or inflammation but prevents serum cortisol concentrations from falling in healthy men. *Journal of nutrition*, 2001, 141(4):703-707.

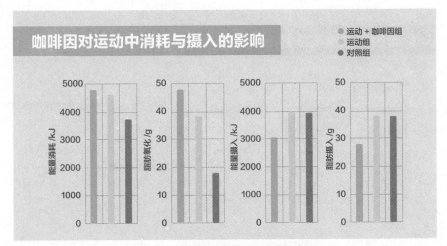

咖啡可以促进运动中脂肪和能量的消耗

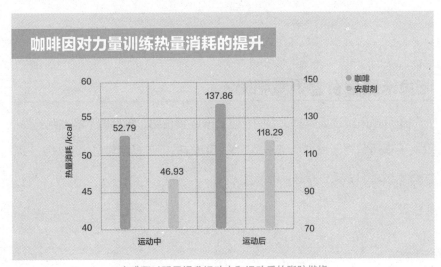

咖啡可以明显提升运动中和运动后的脂肪燃烧

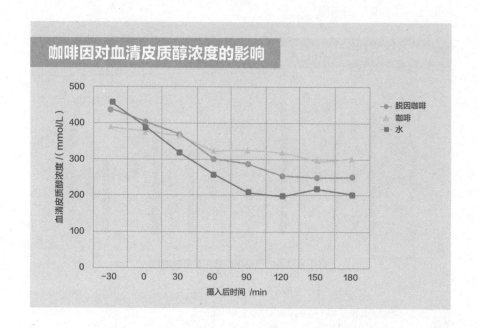

图表标题：咖啡因对血清皮质醇浓度的影响

图例：
- 脱因咖啡
- 咖啡
- 水

纵轴：血清皮质醇浓度 / (mmol/L)
横轴：摄入后时间 /min

吃负卡路里食物更减肥吗？

最后再来说说大家最关心的：**吃负卡路里食物，到底能不能减肥？**

一项研究将所谓的负卡路里饮食和传统的低热量饮食进行了对比。两组摄入相近的热量，看看谁能减肥。

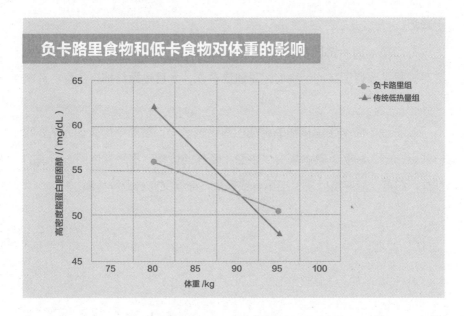

负卡路里食物和低卡食物对体重的影响

高密度脂蛋白胆固醇 /（mg/dL）

体重 /kg

- ●— 负卡路里组
- ▲— 传统低热量组

结果发现，在实验结束后，组间的体重减轻和 BMI 减轻没有显著差异。研究人员认为，负卡路里食物概念没有意义或实际应用价值。[1]

不过，所谓的负卡路里食物虽然不能直接起到显著的减肥作用，但大多都是热量较低、含有较多营养，同时饱腹感比较强的食物，比如西红柿、生菜、芹菜等，对减肥是有一定增益作用的。我们还是建议多吃，只不过不要迷信它们的功效，也不要指望单靠它们就能吃饱。

总结一下：

1. 负卡路里食物是一个生造出来的概念，实际并不存在。即使某些极端条件下的负卡路里食物（比如 0℃的冰水混合物），也并没有实际意义。

2. 多数常见的负卡路里食物，在同等热量下，也并不比其他食物更利

[1] Rezaeipour, M., Apanasenko, G. L., & Nychyporuk, V. I. Investigating the effects of negative-calorie diet compared with low-calorie diet under exercise conditions on weight loss and lipid profile in overweight/obese middle-aged and older men. *Turkish Journal of Medical Sciences*, 2014, 44(5):792-798.

于减肥。

3. 当然，负卡路里食物可以提升饱腹感，让你少吃高卡路里的东西。这对减肥是很有帮助的。我们还是建议多吃，尤其是西红柿、生菜、芹菜等蔬果。

4. 不过，负卡路里食物的组成相对比较单一，营养不均衡，还是要吃一些蛋白质、脂肪、碳水等提供热量和营养的食物。不然就像第一节说的那样，白菜、魔芋填肚子，结果导致暴食，身体又变成易胖体质。

1.6　运动后不吃，瘦得更快？

× 谣言：**运动后不能吃，吃下去吸收快，胖得更快！**

√ 辟谣：**运动后最应该好好吃，不但不会变成脂肪，还可以促恢复、提耐力，让训练效果更好。**

吃还是不吃，是不少人在健身和运动过程中一直纠结的问题。尤其是运动后到底能不能立刻吃东西，有观点认为：

运动后吃饭，因为消化吸收能力变快，身体更容易长肉，所以运动后要避免吃东西。

今天我就明确地告诉大家！**运动后最应该好好吃饭，不吃，不但不能帮你瘦，反而会让你白运动了！**

运动后，不吃更胖！

糖原，你的减肥能源。

生物书告诉大家，人体运动是会消耗糖原的。糖原主要存在于肌肉和肝脏中，所以有肌糖原和肝糖原之分。其中肌糖原作为肌肉活动的基本能源物质，通过糖酵解或有氧氧化为运动提供能量；而肝糖原的功能是当身体血糖降低时，分解为葡萄糖，进入血液，维持血糖稳定。

一般人体内，肌糖原有 300~500 g，肝糖原有 100 g。

> **Tips:** 不存在运动时先消耗糖原，再消耗脂肪一说，非极端情况下，运动时糖原和脂肪是一同消耗的。这个下一小节会有介绍。

在减肥的时候，糖原和脂肪的消耗可以看作是"搭售"的。举个简单的例子：你做运动时，虽然当时消耗的是糖，但是运动后，身体会让你把欠它的糖用脂肪的形式补充回来，这就是运动后过量氧耗。

也就是说，**如果不吃饭，身体就没有充足的糖原储备，你就没有办法做有效的运动，更没有办法有效减肥！**

至于很多人担心的，运动后吃饭会吸收得更好，这的确没错。

研究者发现，运动后合理的进食会让胰岛素增加[1]，胰岛素能够促进肌细胞和肝细胞吸收葡萄糖。所以重点在于，运动后你吃下去的东西，不是变成了平时长的肥肉，而是更好地吸收，储存成了能源！

另外，研究者还发现，运动后即刻补充糖原，糖原的合成速度非常高，可以达到 5~10 mmol/（kg·h），但如果推迟几小时摄入，糖原的合成速度就非常低了[2]。

那么，聪明如你，在看完上述的情况后，来思考一个问题：同样的一碗饭，如果你在运动后吃，由于运动后补充糖原速度高，这些食物会转化为糖原，那么，你在平时吃，这些热量不转化为糖原，会变成

---

[1] Farrell, P. A., Fedele, M. J., & Vary, T. C., et al. Effects of intensity of acute-resistance exercise on rates of protein synthesis in moderately diabetic rats. *Journal of Applied Physiology*, 1998, 85(6):2291-2297.
[2] Brooke, J. D., & Green, L. F. The effect of a high carbohydrate diet on human recovery following prolonged work to exhaustion. *Ergonomics*, 1974, 17(4):489-497.

什么？

当然是肥肉！

也就是说，如果你一天摄入的食物总量不变，那你在运动后吃，肯定会比不运动时吃要瘦得多。

不吃饱，哪里有力气减肥？

研究发现：运动后吃饭，会让你更有能量去进行之后的训练。

研究者调查了运动后几乎不吃东西（小于 20 kJ）、吃半固体食物（大米甜布丁），以及喝葡萄糖饮料三种情况对运动疲劳的影响[1]。最后发现，运动后几乎不吃的被试，在第二次运动开始后 29 min 就出现了疲劳，吃了半固体食物和喝了葡萄糖饮料的被试，运动耐力都是不吃的训练者的 2 倍以上。

也就是说：

训练后吃东西→转换为能量→第二天更有劲训练→良性循环

训练后不吃→没力气锻炼→放弃减肥→恶性循环

所以，不吃饱，怎么有力气减肥？

[1] Brooke, J. D., & Green, L. F. The effect of a high carbohydrate diet on human recovery following prolonged work to exhaustion. *Ergonomics*, 1974, 17(4):489-497.

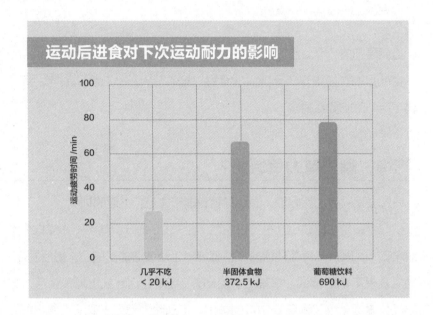

运动后进食对下次运动耐力的影响

运动后吃东西，更增肌减脂！

运动后吃东西，除了不会长胖，让你更有力气进行下一次运动，还能让你的训练效果更好，更有助于你增肌减脂！

一项实验中，科学家对比研究了运动者在不同时间摄入营养，对增加肌肉和减少脂肪的效果差异。[1]

研究者将被试随机分为两组：

➢ 所有被试的总训练量一致。都是深蹲、动感单车等常见健身项目。

➢ 所有被试的总摄入量也保持一致。正常吃饭，再额外摄入一份营养补充剂（1 g/kg），平均不到 300 kcal，包含 32 g 蛋白质，34.4 g 碳水化

[1] Coura, J., & Anbour, M. Greater Muscle Hypertrophy During Resistance Training with Supplement Strategy. *Drugs & Supplements in Exercise & Sport*, 2017:20-25.

合物，0.4 g 以下的脂肪。

> 两组被试差异只在于营养补充剂的摄入时间。一组人是在健身前到健身后摄入，另一组人则是在每天早晚摄入。

结果发现，只是摄入时间的不同，经过 10 周训练后，两组人的身体成分就有明显差别。

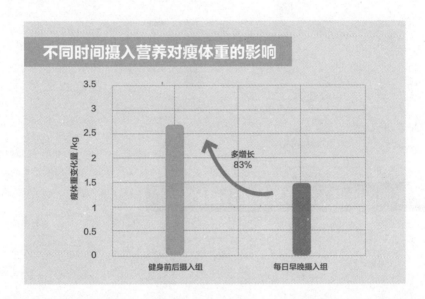

在健身前后吃东西的训练者，瘦体重（体内非脂肪组织的重量）增长比每天早晚摄入组多了 83%。

不仅如此，每日早晚摄入营养剂组，总脂肪量也略有增长，只不过由于肌肉也有所增长，总体脂率才降低。

而把热量放到健身前后摄入的训练者，无论是总体脂量，还是体脂率，都大大优于另一组！

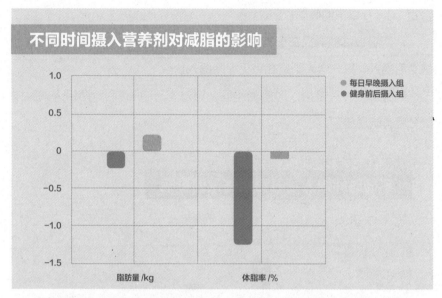

不同时间摄入营养剂对减脂的影响

脂肪量 /kg　　　体脂率 /%

每日早晚摄入组
健身前后摄入组

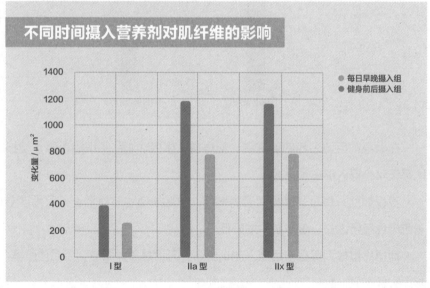

不同时间摄入营养剂对肌纤维的影响

变化量 / μm²

Ⅰ型　　　Ⅱa 型　　　Ⅱx 型

每日早晚摄入组
健身前后摄入组

　　从肌纤维的增长变化看，健身前后摄入营养剂，对无论是快缩型肌纤维（Ⅱ型肌纤维，分为 Ⅱa、Ⅱb 和 Ⅱx 三种）还是慢缩型肌纤维（Ⅰ型肌纤维）的增长，也都比每日早晚摄入组要更好。

所以运动健身后，一定要大胆吃！不吃不但不能瘦，反而会让训练效果变差。吃对了才能更好地增肌减脂！

运动完，怎么吃？吃什么更好？

至于运动后该怎么吃，一句话概括：**训练后，多吃高 GI 值碳水、优质蛋白质，少吃脂肪！**

运动后尽量要吃高 GI 值的食物和好吸收的糖分。科学家让运动员以 0.7 g/kg 为标准，在运动后补充蔗糖（高 GI）和果糖（低 GI）。结果发现，摄入蔗糖的运动员糖原合成速率是 6.4 mmol/（kg·h），而摄入果糖的运动员糖原合成速率只有 3.3 mmol/（kg·h）。[1]

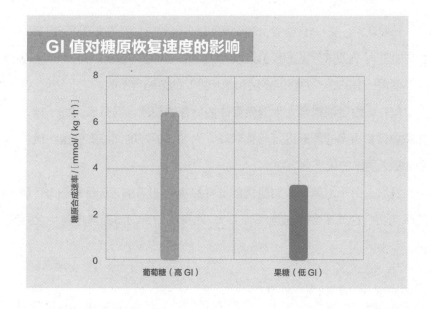

GI 值对糖原恢复速度的影响

---

[1] Blom, P. C., & Høstmark, A. T., et al. Effect of different post-exercise sugar diets on the rate of muscle glycogen synthesis. *Medicine and science in sports and exercise*, 1987, 19(5):491-496.

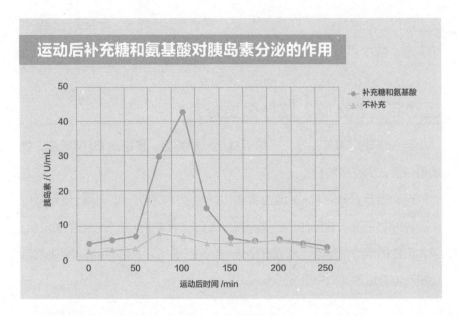

运动后补充糖和氨基酸对胰岛素分泌的作用

图中纵轴为"胰岛素 / (U/mL)"，横轴为"运动后时间 /min"。图例：补充糖和氨基酸；不补充。

一般认为，高 GI 食物能引起较高的胰岛素效应，刺激肌糖原和肝糖原的合成加速[1]。氨基酸等物质也可以促进胰岛素分泌和肌肉恢复，所以可以多吃。[2]

值得一提的是：力量训练后和跑步后吃的会略有不同。

首先，**力量训练会大大消耗身体内储存的糖原**，同有氧训练一样，身体需要储备更多的能量进行超量恢复，为下次更好地训练做储备，这就需要你摄入更多的碳水化合物。

其次，由于力量训练对肌肉的消耗和重建的需求，训练后 3 h，身体的肌肉蛋白合成率会增长近 300%[3]，而身体对蛋白质的需求量也会提高

[1] 冯炜权 . 运动生物化学原理 . 北京：北京体育大学出版社，1995：86.

[2] Rasmussen, B. B., Tipton, K. D., & Miller, S. L., et al. An oral essential amino acid-carbohydrate supplement enhances muscle protein anabolism after resistance exercise. *Journal of Applied Physiology*, 2000, 88(2):386-392.

[3] Biolo, G., & Maggi, S. P., et al. Increased rates of muscle protein turnover and amino acid transport after resistance exercise in humans. *American Journal of Physiology*, 1995, 268(3):E514-E520.

将近 100%[1]。

蛋白质的摄入量，会影响训后肌蛋白的合成速率。所以**力量训练后，要多摄入优质蛋白质。**

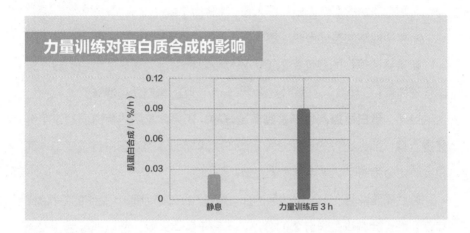

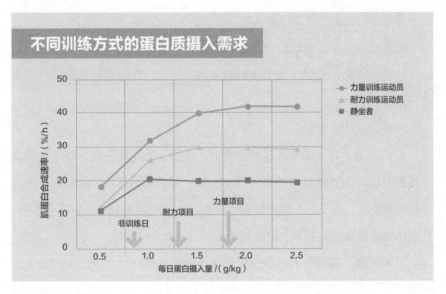

[1] Lemon, P. W., & Tarnopolsky, M. A., et al. Protein requirements and muscle mass/strength changes during intensive training in novice bodybuilders. *Journal of Applied Physiology*, 1992, 73(2):767-775.

研究发现，力量项目、耐力项目、静坐三种状态的最佳蛋白质摄入量是大大不同的 [1]。

> 非训练日的最佳蛋白质摄入量: 0.9 g/（kg·d）

> 耐力项目的最佳蛋白质摄入量: 1.3 g/（kg·d）

> 力量训练的最佳蛋白质摄入量: 1.8 g/（kg·d）

如果要计算你的最佳摄入量，只需要拿相关运动对应的蛋白克数，乘以你的体重（公斤数），就可以得到你一天该吃的蛋白质总量了。

当然，**蛋白质摄入也不是越多越好的**。如果你食用的蛋白质超过了最佳摄入量，那么超过的这部分蛋白质不会再增加你的肌蛋白合成速率，而是会转化为脂肪了，这点请大家注意。

最后需要说明一下，运动后的那一餐不建议摄入脂肪，脂肪的 GI 值比较低，而且会减少生长激素的分泌，不利于身体恢复，所以训练后 1~2 h 的恢复黄金期，请尽量少吃脂肪！

简单地说，就是运动后一定要好好吃，至于怎么吃，你可以选择吃口感好的精米精面，搭配少油低脂肪的瘦肉、鸡蛋，只要能补充最佳蛋白质就可以啦。

最后，还是总结下：

1. 运动后，身体的吸收确实会变好，但是，运动后进食，吃下去的食物会更多地转化为能量，而非储存成脂肪。而如果推迟几小时摄入，那就只能储存脂肪，而不容易储备能量了。所以，运动后进食，不仅不会变胖，在总体热量不变的情况下，反而会更瘦！

2. 不吃饱，哪里有力气减肥！如果运动后不吃东西，运动耐力会大大下降。

---

[1] Lemon, P. W. Effects of exercise on dietary protein requirements. *International Journal of Sport Nutrition*, 1999, 8(4):426-447.

3. 运动后，如果你好好吃饭，那么塑形效果会更好，瘦体重增长，脂肪下降，让你增肌减脂，身体紧实。

4. 运动后怎么吃？运动后应该补充容易消耗的高 GI 食物，力量训练则要额外补充更多蛋白质，但是，要少摄入脂肪，因为脂肪会影响生长激素的分泌。

训练中和训练后 2 h 内饮食建议

训练中		训练后 2 h 内
促进有益激素分泌，提升力量，增进耐力，增肌减脂		促进身体恢复，超量储备糖原作为体能，增加肌肉，增进免疫力，享受人生
碳水	≤60 g/h，少量多次；高 GI, 易吸引	1.2 g/kg 体重；中高 GI
蛋白质	10~30 g 必需氨基酸；建议乳清蛋白粉	≥ 6 g; 建议日总摄入 1.2~1.7 g/kg 体重
脂肪	杜绝	尽量避免
推荐食物：1 杯糖水或蜂蜜水 / 运动饮料 / 几块糖果 + 蛋白粉 /2~3 个蛋清		推荐食物：精粮主食（如白米白面）+ 几两瘦肉
一般日常训练者，无须精确到克，原则上没有错误就可以		

1.7 跑步，30 min 以上才有效？

× 谣言：跑步燃脂，大于 30 min 才有效？
√ 辟谣：跑步的第一秒，脂肪就在燃烧了！

很多杂志和网站都告诉我们：只有进行 30 min 以上的慢跑、骑自行车等运动，才开始消耗脂肪。所以，只有 30 min 以上的有氧运动才能减肥。这个说法真的正确吗？

首先，我要强调一个会让大家看了很高兴的知识。由于人活着就需要能量供应，而脂肪又是人体最主要的供能来源。所以，在我们安静地睡觉，坐着打游戏，躺在沙发上吃薯片的时候，身体也都在消耗着热量，这热量几乎都来自脂肪。而当你进行跑步、骑车等有氧运动时，都是从第一秒就已经开始燃烧脂肪供能了[1]。网传的 30 min 以上才燃脂根本就是无稽之谈！

这确实是个好消息，但很多朋友可能会困惑：既然脂肪无时无刻不在消耗，在供给能量，连运动跑步都是从第一秒开始燃烧供能，为什么人还是一天天胖起来了呢？

这要说到一个很经典的"体重设定点"理论了：

---

[1] 王巨文.体育专业大学生中等强度长时间运动中机体能量代谢特征研究.金华：浙江师范大学，2010.

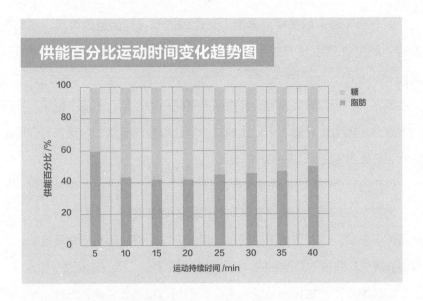

人的体重是由大脑来调节控制的。由于在几十万年的进化过程中，我们的祖先一直处于饥饿与寻找食物的状态。所以自然的残酷选择，让我们进化出了一具只进不出、只胖不瘦的皮囊。

当我们的身体状态稳定，身体素质、生活习惯变化不大时，我们的身体会通过调节各项因素，让我们的体重和体脂含量都只能加、不能减，只能胖、不能瘦。

这个理论，对普通人减脂减重有着非常实际的意义。很多实验都证实，**单纯增加能量支出，做长时间、中高强度的有氧运动，无法有效地帮一般人减重。**

一项实验，让 500 余人（300 余黑人和 100 余白人）利用功率自行车进行高强度、长时间的耐力运动。结果发现，在其他生活条件不变的情况下，被试体重平均只减少了 0.2 kg[1]。

---

[1] Wilmore, J. H., Despres, J. P., Stanforth, P. R., Mandel, S., Rice, T., Gagnon, J., Leon, A. S., Rao, D., Skinner, J. S., & Bouchard, C. Alterations in body weight and composition consequent to 20 wk of endurance training: the HERITAGE Family Study. The American Journal of Clinical Nutrition, 1999, 70(3):346-352.

另一项实验采取了中高强度、长时间的步行作为运动手段。结果也发现，如果其他生活方式不改变，长时间有氧运动对体重的影响微乎其微[1]。

事实上，还有研究表明：长时间的有氧耐力运动，不但不减肥，反而会改变身体的激素分泌水平，比如减少能让你瘦的瘦素的分泌，让你更想多吃，往更容易囤积脂肪的方向发展[2]！

这是为什么呢？我们先来讲个故事吧。

大家也许知道，人类是有氧耐力最强的动物之一，大多数的人，在自然条件下生存，或者在都市里经过一定的训练，都能够跑一个马拉松。这是很多哺乳动物根本做不到的。其他动物短跑更快，而长跑更慢。

比如墨西哥的塔拉乌马拉族人，他们可以在两天内奔跑 320 km，通过累死猎物来捕食。

而人类之所以有这样强的耐力，不仅得益于我们没有皮毛、两足行走，而且得益于人类的高体脂率。人类是体脂率最高的动物之一，家猪经过几百年育肥，其实体脂率才只有 10%~15%，人类的体脂率却高达 20% 左右（男性 10%~20%，女性 15%~25%）。

大家都知道，脂肪是储能的，在运动的时候，我们需要消耗脂肪。但我们做一个假设。

如果一个人有 500 g 脂肪（假设，不真实），他第一天跑了 50 公里追到了猎物，但是打到猎物之后，他吃掉猎物不增长脂肪。那么会出现什么

[1] Iwane, M., Arita, M.,Tomimoto, S., Satani, O., Matsumoto, M., Miyashital, K., & Nisllio, I. Walking 10,000 steps/day or more reduces blood pressure and sympathetic nerve activity in mild essential hypertension. *Hypertension Research*, 2000, 23(6):573-580.
[2] 柏建清. 有氧运动对大鼠血清瘦素的时相性影响及与脂蛋白代谢的关系. 淮阴师范学院学报（自然科学版），2009, 8(4):332-336.

情况？没错，第二天他会因为没有储能的脂肪而没力气奔跑，没法追到猎物，最后饿死。

这个假设不正跟大家认为的有氧运动有利于减肥一样吗？其实，人类进化过程中，如果有氧运动消耗了脂肪，它一定会通过之后的进食补充回来，这从激素的分泌水平等都可以看到。所以，如果不改变其他生活方式，只是通过有氧运动消耗的脂肪，肯定会通过其他方式补充回来。

无谓地增加运动时间、运动量，并不能提高热量消耗帮你瘦。到底怎么运动才能瘦呢？

关键在于运动强度。要从改变本质、改变身体的调节机制开始！

相比传统的长时间有氧运动，力量训练和高强度间歇训练是对一般人更有效的减脂减重运动方式。[1]

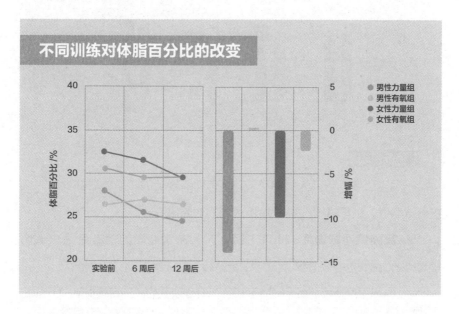

● 力量训练可以增加瘦体重，提高身体基础代谢，让你成为易瘦体质。

---

[1] 夏其新 . 不同运动处方对静坐少动人群身体成分的影响 . 北京：北京体育大学, 2012.

● 长期进行力量抗阻训练，在降低体脂的同时，还可以调节激素水平（增加瘦素、降低脑肠肽），让你的身体处于饱足和降低脂肪体重的状态中。

同样，大量研究表明，高强度间歇训练也可以通过改变身体的激素分泌，从根本上促进燃脂减重。

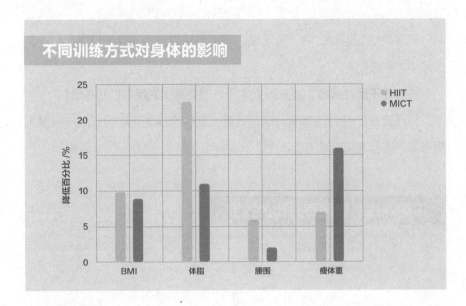

不同训练方式对身体的影响

【图表说明】

一项实验中，研究人员将 23 个没有训练经验的正常体重的女性，随机分成两组，进行每周 3 次，共计 6 周的对照研究[1]。

➤ 高强度间歇训练（HIIT）组：90% 最大心率的拳击练习 1 min，接着 60% 最大心率的恢复运动 30 s，共计 15 次，总计 23 min。

➤ 中等强度持续训练（MICT）组：70% 最大心率的持续有氧 29 min。

[1] Panissa, V. L. G., Alves, E. D., Salermo, G. P., Franchini, E., & Takito, M. Y. Can short-term high-intensity intermittent training reduce adiposity. *Sport Sciences for Health*, 2016, 12(1):99-104.

结果表明：相比传统有氧，HIIT 可以更高效地降体脂、降腰围，同时还能减少瘦体重流失。另外，HIIT 也可以更好地改善身体激素分泌，促进脂肪的代谢和分解，让身体更不容易囤积脂肪，让你真正瘦下来。

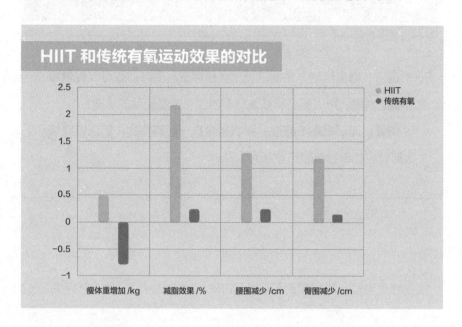

总结一下就是：

1. 传统有氧运动对健康有增益，但并不能帮你高效减肥！

因为人体有一套很厉害的体重调节机制，你多动，它就会让你多吃、少支出，让你稳定在一个固定的热量消耗范围，不让你瘦……

2. 想要靠运动实现减重，关键不在运动量，而在运动强度！

高强度运动，除了能增加热量消耗，更重要的是，可以改变身体利用和储存脂肪的方式，让身体真的变瘦。

3. 推荐高效减脂运动类型：中大重量的大肌群抗阻训练 + 高强度间歇训练。

这些我们会在运动章节里面再好好地给大家说一说！

1.8 定向锻炼，局部减脂？卷腹卷出马甲线？

× 谣言：健身运动，想瘦哪里就多练哪里！局部训练可以促进局部脂肪燃烧，所以要马甲线就得多卷腹！想瘦腿就多练腿！

√ 辟谣：局部减脂不靠谱，脂肪是全身一起消耗的，训练臀腿等大肌群，比单独练腹更瘦腰！

在健身房里，我常常会见到所谓的"腹肌撕裂者"。他们不训练任何其他部位，比如胸背、臀肩等，每天的训练项目，就是"虐"一小时腹肌，然后再跑一小时步。

他们的腹肌训练方式倒是多种多样，也确实练得很努力、很艰辛……然而，这类人训练的进展，通常都是最慢的，收益也往往是最低的。练上个把月，身材也没有什么曲线，没什么形态，甚至天天着重训练的腹部，也并不细。比起健身房里的很多正经训练者，有些人的腰反而有点粗，这是为什么呢？

首先要强调：局部减脂不靠谱，脂肪是全身一起消耗的，不能指哪儿打哪儿。

事实上，虽然目前还没有学者能研究清楚人体储存和利用脂肪的规律，不过很多学者也都做过能证明局部减脂不靠谱的相关实验。

举个最简单的例子，大家看看各位职业网球选手，比如纳达尔或者费德勒。他们的惯用手每天要比另一只手多挥舞几斤重的球拍几百上千次。按局部减脂的逻辑，他们的惯用手应该远远比另一只手细，因为局部燃脂会让惯用手的脂肪量变少。

但实际上，每个网球选手的惯用手都比另一只手粗上一大圈。原因很简单，减脂不能局部减，增肌确实是局部增。而且科学家说了，网球运动员的左右臂皮脂水平并没有差异。

再来看一个关于腹肌训练的专项研究：

一项研究调查了腹部训练对体脂、体重和向心性肥胖的影响。最后发现，**腹肌训练可以改善肌耐力，但是体脂、体重和腹部脂肪没有任何变化。**

该研究中，科学家测试了 24 名健康的青年男女。一组在 6 周内进行腹部训练运动。另一组则什么都不做。两组人的饮食热量保持一致。

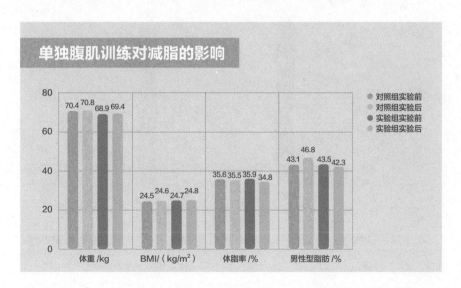

6 周后，实验发现，尽管进行腹肌训练的人在腹部肌肉耐力上明显好

于另一组（进行训练的人，可以一次做到 47 次 ±13 次卷腹。而没训练的人只能做 32 次 ±9 次），整体脂肪也是练腹肌的人下降了一些。坐着吃、不运动的人体脂上升了一点。但是从整体的上肢向心肥胖脂肪比例来看，两组并没有显著差异。

也就是说，**腹肌训练，对腹肌的强度、耐力提升还是很有效的。对减脂，没什么特别之处。** 不能说一点用没有，但绝对是不尽如人意。

身体其他部位的专项训练也是同理。一项针对腿部训练的研究发现，在做了 960~1200 次腿举训练后，12 周内，被试的体脂下降了 5.1%。但是，减的脂肪却主要存在于上肢和躯干，腿部的脂肪量并没有显著差异[1]。

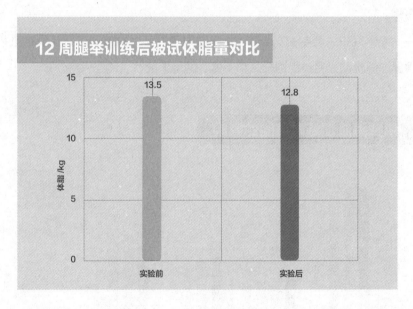

12 周腿举训练后被试体脂量对比

当然，这也说明了我们硬派健身一直强调的一点：大肌群的力量训练，

[1] Vispute, S. S., Smith, J. D., LeCheminant, J. D., & Hurley, K. S. The Effect of Abdominal Exercise on Abdominal Fat. *The Journal of Strength and Conditioning Research*, 2011, 25(9):2559-2564.

其实对减脂，尤其是减肚子更有效。如果想要减肚子上的脂肪，练腹肌没用，不如练深蹲、硬拉、高翻抓举、翻轮胎。

有些人说了，斌卡，我觉得自己每回狂"虐"腹肌后，腹部都很紧张，腹肌摸着感觉有变大，腰围感觉也有小啊！

那是因为**腹肌在锻炼后会收缩绷紧，让你觉得腹腔变小，给你一种错觉，仿佛腰围也变小了**……另外，大量的腹部训练也会让你的腹肌充血膨胀，并有酸痛感，摸起来好像腹肌块头的确会大点。（你都充血了……）

可惜的是，**这种短暂的腹肌变大，腰围变小，维持不了太久，**两三天也就打回原形了……

此外，腹腔收紧的效果，确实也能瘦腰，不过对已经有一点点腹肌训练的人来说，效果就不大了，边际收益太低。

事实上，腹肌训练，如果你练得不对，过分刺激到腹斜肌，腰不但不会瘦，反而可能越练越粗。

当然，这更多是针对只想局部减去脂肪的人。其实，很多人确实通过深蹲、坐姿提踵等方式让大腿、小腿变得更瘦了。但这并不是局部减脂的功劳，而是通过肌肉训练，整体减去脂肪，又通过锻炼相关部位肌肉，让局部看起来更紧实、更有线条感，从而有很好的视觉瘦身效果。

我们看一些欧洲油画中的女性，比如雷诺阿的《大浴女》，女性的身材绝对不能算瘦，如果她们身高有 165 cm 的话，体重应该有 65~75 kg。

但从观感上，她们的身材似乎很不错，这其实就是因为画家勾勒出的身体很紧实，虽然外表的体脂不低，不过里面的肌肉把体脂牢牢挂住，这让她们的身体不仅有曲线，而且很紧致。

所以，虽然局部减脂是不可能的，但是通过一些增肌的紧致训练，我们也可以让身体看起来很瘦很美哟。

最后总结一下：

1. 如果肚子大，想减肚子上的脂肪，那就卷腹，这似乎是很多健身者的共识。但实际上，并不存在局部减脂，脂肪是全身一起消耗的。

2. 从实验结果看，无论是卷腹，还是腿举，都无法定向减脂。从实际的例子出发，右手做更多运动的网球选手，右手也不比左手更细、体脂更少。

3. 虽然不能局部减脂，但是局部的一些部位通过肌肉训练，可以变得更紧实，从视觉上让身体变瘦。

1.9 出汗更多，减肥更高效？

× 谣言：减肥，汗出得越多越有效！出汗代表身体在燃烧脂肪，多出汗瘦得更快！

√ 辟谣：出汗≠燃脂，出汗减掉的体重，更多的是水的重量，和脂肪消耗并没有什么关系。

运动减肥的朋友应该都经历过，大夏天的跑上半小时，大汗淋漓的同时，体重也唰唰减了好几斤，于是就感觉出汗越多，减肥的效果也越"好"。

出于"出汗 = 减脂"的观点，有些朋友会选择在运动的时候用保鲜膜包裹全身让自己出更多汗，或者故意追求高温的运动环境，加速排汗，达到迅速瘦身减重的目的。

网上也有很多商家卖所谓的减肥衣，一般就是一套不透气、包裹全身的衣服，宣称："穿上这种衣服健身，能助你极速瘦身！因为穿着它们运动可以大量出汗，而出汗就是脂肪在燃烧！"

不可否认的是，运动中通过各种方式大量出汗，的确会让你的体重在运动后少几斤。然而**靠排汗减肥，速度虽然很快，却并没有什么用。**

2013 年底，运动科学家 Edgeley 以自身做了一个实验，他通过大量排水的方式，一天之内减掉了 12 kg！最后，他又喝下了大量含有电解质的水，在短短几天内迅速恢复到了自己原来的体重。

具体来讲，他服用了一些利尿剂（如咖啡因、蒲公英提取物等），然后蒸桑拿，跑步出汗（跑步时穿着塑料衣促进排汗），并且在这一天中脱盐（电解质可以帮助我们的机体维持水分），以达到这个结果。

Edgeley 快速减重的一天：

10：30 喝 100 mL 含利尿剂的水，然后去做热浴

14：00 穿着塑料排汗衣在健身房跑 45 min

18：00 进食无调料的食物

19：30 饮用咖啡后跑 30 min，此时已减掉近 9 kg 体重

20：00 进入桑拿房

21：00 实验结束，24 h 内，他减掉了 12 kg 左右

请注意，**他的一切行动均有医生陪伴。**这项实验相当危险，因为**人体迅速脱水是可能导致死亡的。**

在 24 h 里，他减掉了 12 kg 左右。然而他自己也说了，这并没什么用，体重秤上的数字不代表任何问题。

他在自己的博客上写道：你的自尊不应该取决于体重秤，很多人都成了体重秤的奴隶。我希望通过这个实验，在人与体重秤之间建立起更健康的关系，让人们意识到体重的变化可能会基于很多因素，而不仅仅是脂肪。

很多人以为，出汗就是在燃烧脂肪。也有很多刚开始接触健身运动的同学，总觉得只有拼命跑步、疯狂出汗才可以有效燃烧脂肪，甚至还有一句在网络上流传很广的话：你流的汗都是你的脂肪在哭泣。

但事实上，你流的汗并不都来自脂肪，因为脂肪氧化后，84% 转化为二氧化碳被你呼出去了，只有 16% 才转化为水，这么点水里面还得包含随着尿液流掉的一部分。

也就是说，**单纯地排出水分根本不是在减脂**，就像故意大口喘气也不代表你就能把脂肪给呼出去了……（这种操作就像你把工资条小数点后面加个零，但你的收入会变多吗？）

所以，有氧运动（比如跑步）之所以能减肥，更重要的原因是跑步过程中一直都在通过呼吸氧化脂肪。

而力量训练减脂，则是以运动后身体过量氧耗的形式来消耗大量脂肪的。

故此，单纯以追求排汗为目标，以为这样可以燃脂，是很不靠谱的。

由于出汗并不等于燃脂，所以即使你在高温下大量出汗，对减肥也并没有什么帮助。

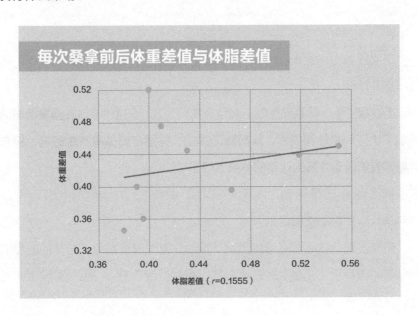

每次桑拿前后体重差值与体脂差值

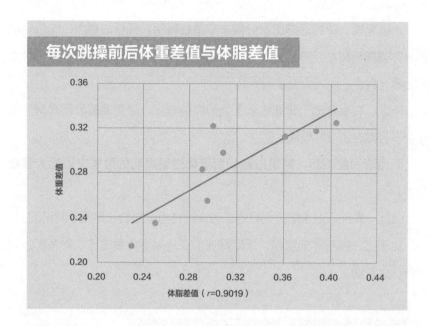

每次跳操前后体重差值与体脂差值

图中纵轴为"体重差值"(0.20—0.36),横轴为"体脂差值(r=0.9019)"(0.20—0.44)

可以看到，高温非运动状态下（桑拿之类的），减少的体重和体脂的相关程度非常低。

而跳操之后，体重和体脂下降就非常明显了[1]。这代表，**在桑拿等高温环境下出汗只是让你脱水，从而降低体重，并没有对体脂产生影响，只有跳操等有氧运动才真的让你的体脂下降了。**

那么同样都是运动，在湿热环境（温度 33 ℃ ±1 ℃，相对湿度 65%±3%）下会加速燃脂吗？

研究发现，在高温高湿的情况下运动，无论强度如何，总体的能量消耗都与常温环境（温度 23 ℃ ±2 ℃，相对湿度 45%±2%）下没太大差异，甚至几乎一样 [2]。

[1] 赖小俭，丁云霞，吴丽华．不同状态下机体可蒸发散热与体脂的关系．中国运动医学杂志，2000，19(2)：206-207．
[2] 屈金涛，曾凡星，封文平，等．高温高湿环境与常温环境运动中能量消耗的差异．中国运动医学杂志，2015，34(2)：164-169．

同样，科学家也研究了一直都大受欢迎的高温瑜伽：

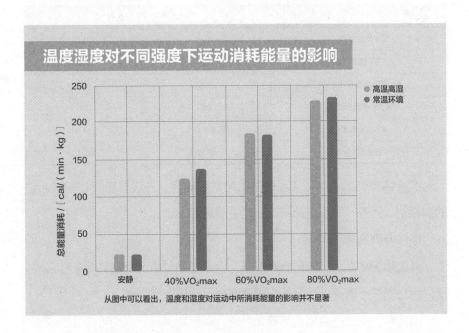

温度湿度对不同强度下运动消耗能量的影响

图例：
- 高温高湿
- 常温环境

纵轴：总能量消耗 / [cal/（min · kg）]
横轴：安静　40%VO₂max　60%VO₂max　80%VO₂max

从图中可以看出，温度和湿度对运动中所消耗能量的影响并不显著

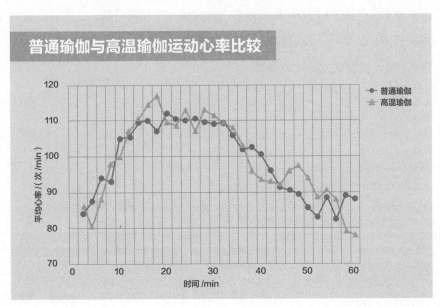

普通瑜伽与高温瑜伽运动心率比较

图例：
- 普通瑜伽
- 高温瑜伽

纵轴：平均心率/（次/min）
横轴：时间 /min

项目	普通瑜伽	高温瑜伽
平均室温 /℃	21.6	33.7
平均湿度 /%	32	35
平均运动心率 /（次 /min）	103	105
最大心率百分比 /%	56	57
平均核心温度 /℃	37.4	37.6
自感劳累分级	12.3	13.6

实验结果仍旧表明，高温瑜伽比起常温瑜伽，并没有提升心率与运动的消耗[1]，另外，高温瑜伽还让被试主观更累一点。

瑜伽心率 & 能量消耗

高温瑜伽精准测量能量消耗很难，而心率和能量消耗相关度在 0.87[2]，所以用心率来代表高温瑜伽下的能量消耗，比较有代表性。

出汗多，不但不能表示脂肪在燃烧，减肥效果好，反而可能导致脱水、电解质紊乱、皮质醇上升 [3]（ 皮质醇会加速机体的肌肉分解，让你的运动效果大打折扣。另外，皮质醇长时间保持较高水平，还容易导致向心性肥胖等问题)，甚至造成横纹肌溶解。

[1] Nereng, A. N. Heart rate and core temperature responses during basic yoga compared to hot yoga.UNIVERSITY OF WISCONSIN-LA CROSSE, 2013.
[2] Strath, S. J., Swartz, A. M., Jr, B. D., O' Brien, W. L., King, G. A., & Ainsworth, B. E. Evaluation of heart rate as a method for assessing moderate intensity physical activity. *Medicine & Science in Sports & Exercise*, 2000, 32(9):S465–470.
[3] Hargreaves, M., Angus, D., Howlett, K., Conus, N. M., & Febbraio, M. Effect of heat stress on glucose kinetics during exercise. *Journal of applied physiology*, 1996, 81(4):1594–1597.

时间	补水	注解
运动前	运动前至少 4 h 饮水 5~7 mL/kg	如果没有尿意或是尿液颜色较深，应在运动前 2 h 再饮水 3~5 mL/kg；钠盐饮料或含盐零食有助于补充水分
运动中	运动 10~20 min 饮用 150~350 mL 液体 在运动中通过监测体重变化来估计汗液的丢失	预防 > 2% 的体重丢失 根据个体排汗速度、环境和运动持续时间来确定补水量和速度
运动后	正常食物和饮料的补充有助于水合状态的恢复 如果需要快速恢复，体重每丢失 1 kg 需饮水 1.5 L	目标是补充体液和体内丢失的电解质

总结一下：

1. 运动中出汗的多少，与减脂效果之间并没有什么必然关系，脂肪并不会化成水排出。

2. 一味追求高温运动，想让自己多出汗来减肥，是不靠谱的。单纯地出汗，与体脂下降并不相关。在高温条件下运动，也不会让你消耗的热量增加。

3. 高温运动伴随着很多风险，比如横纹肌溶解、皮质醇分泌增加等。如果运动中出汗较多，要记得及时补水、正确补水。

4. 另外，即使是迫切渴求快速瘦下来的你，也不要被铺天盖地的"瘦身衣""保鲜膜运动大法"蒙蔽了，先不说这根本就没有好的减肥效果，皮肤不能正常散热透气，还会更容易引起毛囊炎、过敏等各种皮肤问题。

1.10 大体重减肥，从跑步开始？

× 谣言：人胖，减脂是首位，所以应该多跑步！

√ 辟谣：胖、超重是膝盖受损的独立因素，胖人不建议多做跑步
这类冲击运动！

开篇先提问：**因为胖，所以要减肥，对吗？**

这个推论应该是毫无疑问的，我们也写过很多关于肥胖对健康的危害，控制体重体脂必要性的文章，不再赘述。

那么，因为胖，所以要跑步减肥，对吗？

我猜有大半数同学肯定还是会斩钉截铁地回答："对啊！胖子减脂是首位，跑步这种运动不就对减重很有帮助嘛！"

且慢，现在我们要说的就是：**因为胖所以要跑步，这个推论可能是有问题的！**

在健身房里，我们经常会看到这样的场景：

大体重人士一般更倾向于在跑步机上跑步，从头跑到尾，一跑就是一两个小时……

而身体健康、有型有条的人却更喜欢泡在各种器械区。

然后那些在跑步机上跑步的大块头，可能跑了一个月，体重体形也没有什么变化，而膝盖反倒渐渐开始起反应……

膝盖骨头缝里不仅跑步的时候生疼，而且走路时疼，连站着的时候也疼……

有同学担心了："斌卡，怎么办呢？我是不是跑得太狠跑出跑步膝了啊？"

别老瞎想！你可能只是骨关节炎而已……

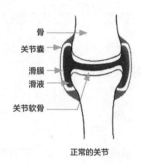

正常的关节

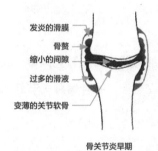

骨关节炎早期

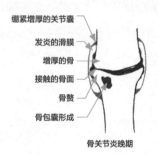

骨关节炎晚期

> **Tips：骨关节炎**
>
> 主要是指关节软骨由于各种原因（运动、年龄、损伤等），变得又薄又粗糙，表面出现裂痕，从而导致的骨膜发炎。

研究发现：**胖、超重是膝关节骨关节炎受损的独立因素，**有数据表明，BMI 每增加 5 kg/m^2，膝关节骨关节炎的风险增加 35%！[1]

【相关研究 & 结论】

一项研究综述分析比对了 14 篇关于"BMI 和膝关节骨关节炎间联系"的前瞻性研究。

【相关数据】

● 超重对比正常体重，膝关节骨关节炎的相对危险度为 2.45。

● 肥胖对比正常体重，膝关节骨关节炎的相对危险度为 4.55。

可以看到：

● **体重增加会显著增加膝关节骨关节炎风险：**超重者膝关节骨关节炎的危险度约为正常体重的 2.5 倍；肥胖者膝关节骨关节炎的危险度则约为正常体重的 4.6 倍。

● 不管纳入研究的种族、样本大小、性别比例、随访时间、膝关节损伤、研究质量等，**胖、超重都是膝关节骨关节炎的独立预测因素。**

那关于"为什么胖子更容易得骨关节炎"这个问题，就又要回到我们高中物理的"共振原理"了：

---

[1] Zheng, H., & Chen, C. Body mass index and risk of knee osteoarthritis: systematic review and meta-analysis of prospective studies.*BMJ open*, 2015,5(12):e007568.

> **Tips：共振**
>
> 振动系统作受迫振动，而外界作用的频率与其固有频率接近或相等时，振幅急剧增大的现象。一队士兵在坚固的桥上整齐地走，会导致这座桥坍塌，就是共振现象！

共振是件很可怕的事情，很不巧，我们的身体就会产生共振。更不巧的是：脂肪对共振的影响很明显，而且脂肪的体积越大，重量越重，共振的效果就越强[1]，对关节器官的损伤也越大。

脂肪多→共振大→伤害更大！

要知道，我们日常走路、跑步，本身就是一个输入冲击的过程。而胖的人，由于脂肪含量高，即使是走路这种低冲击项目，也已经有所负担了……

如果超重者还选择跑步减肥，在跑跳过程中，冲击更大，共振强度也更大，膝关节受到的冲击甚至可以达到身体重量的 2~8 倍[2]。

所以胖人跑步，一脚就是一个冲击……关键是，一次跑步就要受到几千几万次的冲击，一周还要跑好几次，这么咔咔猛击，你不受挫谁受挫……

另外，研究还发现，**过重的体重体脂，还会促使脂肪细胞产生更多的促炎症蛋白质，更容易导致骨关节炎。**

而且脂肪导致的共振增加，也不是你擅长运动能解决的。

即使你是个健康甚至健壮的胖子，但只要你身体的体脂含量高，那么

[1] Boyer, K. A., & Nigg, B. M. Quantification of the input signal for soft tissue vibration during running. *Journal of biomechanics*, 2007, 40(8):1877-1880.

[2] Boyer, K. A., & Nigg, B. M. Muscle activity in the leg is tuned in response to impact force characteristics. *Journal of Biomechanics*, 2004, 37(10):1583-1588.

脂肪对身体的冲击就是大，你就同样不适合跑步运动！

所以即使你觉得自己膝盖好得很，是个健康的胖子，也不建议你跑步减肥！

而想要避免肥胖对骨关节造成损伤，减重肯定是第一方案。

研究发现，减肥可减缓膝关节软骨退化。在一项跟踪随访中，4 年时间内，体重减轻 10% 以上的人，关节软骨（尤其是负重区的关节软骨）退化的速度明显降低[1]。

科学家还表示，减肥不仅有助于保护膝关节，还可以降低骨关节炎的发生风险，是预防骨关节炎的最佳方法。

那么超重肥胖人士应该如何减脂呢？这就要说回力量训练了。

胖人减重，做什么？

力量训练是胖人减重的最佳运动方式，不仅可以提高身体基础代谢，持续燃脂，而且对减掉内脏脂肪也很有好处。

另外，一些无冲击的有氧训练方式，比如游泳、椭圆机、登山机等，也都适合胖人减重。

胖人减重，去哪儿？

场地方面，个人更建议在健身房，可以使用专业器械来训练，更适合初学者入门，动作更安全可控、有针对性！而且健身房还有很多对膝盖没有太大冲击的安全有氧运动，也适合胖胖的同学来做。

去不了健身房？

去不了健身房的朋友，居家做徒手抗阻训练也可以。另外，也可以用踏步机、家用椭圆机等做无冲击有氧运动，减脂效果也超好。

---

[1] Weight loss can preserve knee cartilage in obese people. MNT, 2015.

胖人如何护膝？

最后，如果你比较胖，之前还傻傻地去跑步，已经伤到膝盖了，那建议你多做大腿前侧股四头肌的专项训练动作，比如坐姿腿屈伸什么的，对预防或康复关节炎更有效。

最后总结一下：

1. 很多大体重的人，一开始运动就会考虑直接去大量跑步，这其实是很危险的。BMI 每增加 5 kg/m^2，那么膝关节骨关节炎的发病风险，就增加 35%。超重者的膝关节骨关节炎危险程度，是正常体重的 2.5 倍，肥胖者的膝关节骨关节炎危险程度甚至高达正常体重的 4.6 倍。

2. 如果体重比较大，那么推荐先从力量训练和其他无冲击有氧运动方式入手，比如游泳、椭圆机、踏步机等。

1.11 拉伸可以消肌肉？按摩可以消肌肉？

× 谣言：**肌肉腿，多拉伸、多按摩就可以消除！**

√ 辟谣：**按摩拉伸，不但不减肌肉，反而会长肌肉！**

不知道是从什么时候开始传出一种说法：如果你觉得自己腿部肌肉块头大、不好看，那么日常跑完步或运动完多拉伸、多按摩，就可以减少肌肉，让腿部线条变得又细又长！

很遗憾地告诉各位：真实情况是，**定向减肌肉和定向减脂一样，目前通过健身训练还是不可能完成的！**

所以如果有人说，用他的××方式，能定向让某个肌肉长期萎缩。那基本不可能通过正常的方式，肯定是医疗手段等（比如最简单的，给你腿打折了，半年不能动，腿部肌肉自然就会萎缩，然而，除非你一辈子不走路，不然很快会恢复原样）。

另外，拉伸、按摩不但不会消除肌肉，反而会促进肌肉增长！

二十世纪九十年代起，人们就发现，拉伸会明显促进肌肉和肌肉围度的增长。

哺乳动物和鸟类遭遇被动牵拉后，即使不运动，肌肉也会增长[1],[2],[3],[4]。

曾有研究将大白鼠以拉伸的姿态固定了 7 天，结果显示，其肌蛋白的合成显著增加[5]。

也就是说，即使你进行单纯的拉伸，不做任何其他运动，你的肌肉也会增长[6]。甚至，即使你不主动拉伸，只是单纯地"被牵拉"，你的肌肉也还是会增长（考虑到主动拉伸还包含了肌肉的一点发力）。[7]

在人身上的实验，研究发现，即使只是单纯进行 3 周拉伸和柔韧训练，没有任何附加的力量和抗阻训练，训练者的力量表现和肌肉水平也都有所增加[8]。

这也是瑜伽、普拉提等柔韧性训练对身体有益的主要原因之一。某种程度上，瑜伽这类以拉伸动作为主的训练，也算是针对肌力和肌肉的训练。它们能够增加人的瘦体重，从而提高人的健康程度与新陈代谢。

而运动后拉伸，此时肌肉的协同性增加，会让肌肉处于一种更加容

[1] Gollnick, P. D., Parsons, D., Riedy, M. D., & Moore, R. L. Fiber number and size in overloaded chicken anterior latissimus dorsi muscle. *Journal of Applied Physiology*, 1983, 54(5):1292-1297.

[2] Alway, S. E., Winchester, P. K., Davis, M. E., & Gonyea, W. J. Regionalized adaptations and muscle fiber proliferation in stretch-induced enlargement. *Journal of Applied Physiology*, 1989, 66(2):771-781.

[3] Antonio, J., & Gonyea, W. J. Progressive stretch overload of skeletal muscle results in hypertrophy before hyperplasia. *Journal of Applied Physiology*, 1993, 75(3):1263-1271.

[4] Alway, S. E. Force and contractile characteristics after stretch overload in quail anterior latissimus dorsi muscle. *Journal of Applied Physiology*, 1994, 77(1):135-141.

[5] Goldspink, D. F. The influence of immobilization and stretch on protein turnover of rat skeletal muscle. *The Journal of Physiology*,1977, 264(1):267-282.

[6] 包呼格, 吉乐图, 刘霞, 等 . 骨骼肌肥大动物模型形态学研究的系统量化分析 . 成都体育学院学报, 2005, 30(6): 72-75.

[7] 史仍飞, 危小焰, 卞玉华 . 机械牵拉刺激对大鼠骨骼肌卫星细胞增殖的影响 . 体育科学, 2007, 27(5): 74-76.

[8] Handel, M., Horstmann, T., Dickhuth, H. H., & Gülch, R. W.Effects of contract-relax stretching training on muscle performance in athletes. *European journal of applied physiology and occupational physiology*, 1997, 76(5):400-408.

易增长的状态，也就是说，运动后的拉伸，不但不会让肌肉不增长，反而可以加强肌肉围度增加的效果，更好地促进肌肉围度增长，提升训练效果。

一项研究让两组相同的健美爱好者，进行同样的力量训练项目，吃基本相同的东西。唯一的差别在于一组训练后，针对目标肌群进行拉伸，另一组则不拉伸。8周后，两组被试的肌肉增长效果呈现出了很大差异[1]。

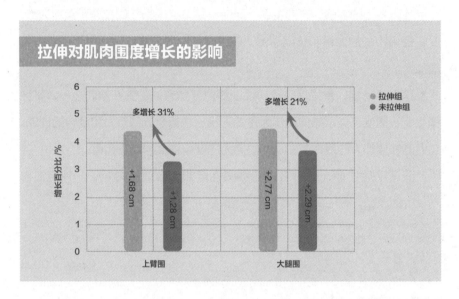

可以看到，两组被试的上臂围度和腿部肌肉围度增长，都有不小的差异。

这也是为什么所有力量举选手和健美选手都会在训练后好好做拉伸，这样才能让肌肉和力量快速地增长！如果拉伸会让肌肉变小，你觉得他们还会那么努力去做吗？

说到瘦腿，最常见的第二大错误就是想要通过按摩来消掉肌肉！

---

[1] 罗丽娜，杨思瞳.力量训练后静力牵拉放松对健美爱好者肌肉围度的影响.运动，2013(18): 36-37, 27.

我经常看到很多姑娘在健身房，躺在瑜伽垫上，拿着泡沫轴一遍又一遍地滚着自己的大腿和小腿……一滚就是一小时，觉得这样肌肉就能被按摩掉。

那么，按摩真的能瘦肌肉腿？

事实上，如果想要通过按摩来瘦肌肉腿，搞不好会适得其反。研究发现，对目标肌群进行针对性的按摩，某种程度上也可以有效促进其生长[1]。

另外，研究还表明：相比单独训练，搭配按摩对肌肉力量和围度的增长效果也更好[2]。也就是说，你为了减少围度而按摩，可能适得其反，越按肌肉越大。

个人觉得，这也是很多专业的健身健美大牛，在肌肉锻炼后，都喜欢狠狠地拿狼牙棒一样的按摩轴，或者请专业的按摩师来给自己进行肌肉深度按摩的原因之一。

不过也别担心，拉伸和按摩并不会让你看起来更粗壮。相反，对一般人来讲，肌肉的增加会让身体看起来更紧致、更瘦。毕竟，肌肉的密度是脂肪的 1.4 倍，如果你体重不变，但身体的脂肪都变成了肌肉，那你的总体围度，一定是小了一大圈！

另外，运动后针对目标肌肉进行针对性的按摩，还可以有效缓解肌肉酸痛，更好地促进肌肉力量的恢复哟[3]！

---

[1] Andrzejewski, W., Kassolik, K., Kobierzycki, C., Grzegrzolka, J., Ratajczak-Wielgomas, K., Jablonska, K., ... & Podhorska-Okolow, M.Increased skeletal muscle expression of VEGF induced by massage and exercise.*Folia Histochemica et Cytobiologica*, 2015, 53(2):145-151.
[2] 同上.
[3] Kargarfard, M., TC Lam, E., Shariat, A., Shaw, I., Shaw, B.S., & BM Tamrin, S.Efficacy of massage on muscle soreness, perceived recovery, physiological restoration and physical performance in male bodybuilders. *Journal of sports sciences*, 2015, 34(10):959-965.

最后总结下：

1. 做拉伸或者瑜伽，并不能够让肌肉变小、变没。相反，它们会让肌肉增加。无论是被动的牵拉，还是主动的拉伸，都会导致肌肉增长。

2. 训练后拉伸，可以有效促进相关肌肉的增长。不过别担心，我们之前也提到过，其实人看起来瘦，很多时候是因为身体更紧致了，这个紧致，就是由体内的肌肉（瘦体重）决定的。

3. 按摩也是一样，不仅不会按没肌肉，反而会让肌肉生长。所以健美选手在训练后，都会有专人帮助他们拉伸、按摩，目的就是增加肌肉。

4. 无论是拉伸还是按摩，对身体的恢复都相当有好处，也可以增强训练效果，一定要好好做哟。

1.12 肌肉不练，会变脂肪？

× 谣言：锻炼只要一开始就不能停啊！经常锻炼的人，停训后会胖得更快……而且不练了肌肉就会变成脂肪的!!!

√ 辟谣：肌肉和肥肉并不能直接相互转化！经常锻炼的人，即使不练了也比普通人的身体素质棒！

对经常健身运动的人来说，大家应该很关心一个问题：肌肉如果不练，是不是就会慢慢变成肥肉了？

的确，我们经常会看到，很多有健身习惯的人，一旦停止运动，身材很容易就像气球一样吹起来了……

但是，变胖是因为不运动，并不是因为肌肉变成了肥肉！

肌肉和肥肉之间是根本没有转化关系的！如果你不锻炼，肌肉只会慢慢萎缩，同样的道理，你的肥肉也没有办法练成肌肉，所以瘦人健身增肌也不用从吃胖开始哟……

停止锻炼后变胖，根本原因是生活方式问题（比如运动量减少了，但食量没减小之类的）。

另一个大家很关心的问题是：一旦开始运动，是不是就要坚持运动下去。一旦停止，身体各项健康指标反而就会变差？

事实上，停止运动后，身体的健康水平的确会比运动的那段时间有所下降，但即使是这样，经常锻炼的人在停止运动后，身体的健康水平还是好于不锻炼的人。运动带给人的正面作用始终是存在的！

经常健身训练的人，即使停止训练一段时间后，力量也比不训练的人高。另外，当你重新开始训练，你可以用更短的时间、更快的速度恢复到以前的训练水平。这也就是所谓的"肌肉记忆"。

关于"肌肉记忆"，传统观点认为这可能是神经适应问题，是长期训练之后储存在小脑里的无意识印记。不过现在也有观点认为，肌肉记忆形成的原因是你的肌肉练了，它就在那里，"不离不弃"。

要知道，肌肉是通过肌细胞核分化生长的。当你不再训练，肌肉开始产生废用性的萎缩，不过你**已经产生了的肌细胞核却不会轻易消失，它们只是像冬眠了一样保留在你的身体里**。有研究发现，在不活动的肌肉组织中，高细胞凋亡率不会影响肌细胞核的存活。

而当你经过一些与之前类似的力量训练后，之前保留在你身体里的肌细胞核会加入肌纤维中，这些肌细胞核还帮助你延缓了肌肉萎缩，更有利于你恢复到之前的训练水平。此外，研究者还认为，由于产生肌细胞核的能力会随着年龄的增加而降低，所以越早开始健身和力量训练，你会有越多的受益。

也就是说，力量训练对人的影响是长远的，长期不锻炼虽然会导致你的肌肉部分萎缩，但也不代表就前功尽弃了，只要再次训练，你就可以很快恢复。

比如你以前从 10 kg 开始练卧推，练了 2 年能推到 100 kg 了，后来你因为某些原因 2 年没锻炼，卧推重量下降到 60 kg。而如果你再次开始训练，从 60 kg 恢复到 100 kg，可能只需要几个月的相关训练就可以了。

总之，虽然停止运动会让你之前获得的运动受益有所下降，但是**只要你运动了，身体就会记住它带来的好处**！

最后总结下：

1. 脂肪和肌肉并不能相互转化。运动员的一身肌肉，不训练也不会变成一身脂肪（如果变了，那更多是因为吃得没少，但动得少了），反之，一个瘦子想要增肌，也不必吃成胖子再练。

2. 肌肉有它自身的"记忆"，这个记忆一部分是因为神经适应性，另一部分是因为肌肉萎缩后，肌细胞核会留存并陷入沉睡，通过训练可以再次将它们唤醒。也就是说，你的肌肉消失后，想重新练起来，比普通人要容易很多。

2
CHAPTER
TWO

2.1　减肥 = 摄入 < 支出？毫无意义！

　　说到减肥，第一章辟谣的时候，我们就已经强调过：少吃甚至不吃这类节食减肥方式不靠谱！

　　为减肥而节食，不但不一定能让你在短期内快速瘦身，反而会适得其反，就算瘦下来也注定反弹，让你更容易暴饮暴食，而且越来越难瘦，变身成为一吃就胖的可怕体质！

减重 = 支出 > 摄入？天真！

　　每个试图通过节食来减肥的人，都坚信着一个逻辑：**减重 = 支出 > 摄入。可惜，这个逻辑粗略想来很好，却毫无意义。**

　　举个简单的例子，这就好比你说，足球必胜原则 = 不让别人进球 + 我们能进球。事实上，但凡稍微懂点球的人听到这句话，估计都会笑掉大牙。谁不知道足球获胜就是要别人不进球，我们能进球？关键是，你在比赛场上如何控制别人不进球，你又能进球呢？

　　我们的身体也是一样，大脑对你的体重和体脂有着自己的一套想法，在它的规划里，你就应该是现在的体重，**无论你做什么样的尝试来改变饮食，它都试图把你的体重稳定在这个点上。**

　　我们之前也引用了相关的研究，结果表明，即使通过节食减肥成功，但从长期看，几乎所有人都会反弹，有一半的人甚至比之前更胖（参见第一章中的"不吃饭，瘦更快？"）。

你以为你能通过少吃减少摄入来帮助减重，但身体却可能通过降低你的基础代谢，调节你的激素，来让你支出更少，脂肪囤积得更多，彻底打破你的幻想！

减肥靠饿？越饿越胖！

首先，你的支出，自己很难控制，如果你节食，你的身体自然就会下调你的热量支出。

之前我们说到过，**节食会降低你的基础代谢，让你的日常消耗变少** [1]。这也是节食者容易复胖的主要原因之一。

节食者的基础代谢率明显低于对照组 14% 之多！

另外，节食还会导致身体里刺激饥饿和食欲的脑肠肽升高，而帮你瘦的瘦素降低 [2]，让你变成易胖体质。

有人说了，如果支出少，那我摄入更少，不也能实现减重吗？而且吃多少至少是我自己能决定的事情，总不会连这都受到外力影响吧。

太天真了！脑肠肽不仅会让你吃得更多，同时，它还会让你消耗得更少，储存更多脂肪。

科学家发现，如果给大鼠慢性注射脑肠肽，即使在没有改变进食量的情况下，大鼠的体重也会显著增加，并导致肥胖 [3]。而且，这些由于脑肠肽

[1] Steen, S. N., & Brownell, K. D. Patterns of weight loss and regain in wrestlers: has the tradition changed. *Medicine and science in sports and exercise*, 1990, 22(6):762-768.

[2] Sumithran, P., Prendergast, L. A., Delbridge, E., Purcell, K., Shulkes, A., Kriketos, A., & Proietto, J. Long-term persistence of hormonal adaptations to weight loss. *New England Journal of Medicine*, 2011, 365(17):1597-1604.

[3] Alen, F., Crespo, I., & Ramírez-López, M. T., et al. Ghrelin-induced orexigenic effect in rats depends on the metabolic status and is counteracted by peripheral CB1 receptor antagonism. *PLoS One*, 2013, 8(4):e60918.

升高而增加的体重，无关肌肉，都是脂肪！

此外，如果去除掉小鼠体内的脑肠肽分泌与受体，小鼠的能量消耗和运动量都会增加。这表明，脑肠肽会抑制你的能量消耗和运动量，让你更懒，更不愿意运动[1]。

所以你节食 = 基础代谢↓脑肠肽↑ = 消耗更少。

想节食，却吃得更多！

即使是摄入方面，节食更可能导致的情况也是：在某一刻突然食欲暴涨，节食不成反暴食……

俗话说，**欲望像弹簧，你强它更强**。你以为通过节食就可以减少摄入了，身体却会刺激你，让你吃下更多！

就像你深深地憋一口气，单单靠坚定的意志力，你或许能比平时多撑10秒。但到了某一个时刻，不论你的毅力多坚强，身体的生物本能都会迫使你大口大口地呼吸它所需的氧气。

你的食欲也是一样。你可以在某段时间内努力不吃任何东西或者吃得非常少。然而，当身体受不了的时候，它终究会迫使你大口大口吃下它所需要的高脂高糖高热量食物。同样，这一切都无关意志力。

实际上，即使你真的想节食，你的很多生理需求，也都不是自己可以决定的……**你想吃与不想吃，可能真正做决定的，只是一块两斤多重的大脂肪——大脑。**

比如在你的胃是空的、能量负平衡的情况下，大脑就会分泌脑肠肽，

---

[1] Pfluger, P. T., Kirchner, H., & Günnel, S., et al. Simultaneous deletion of ghrelin and its receptor increases motor activity and energy expenditure. *American Journal of Physiology–Gastrointestinal and Liver Physiology*, 2008, 294(3):G610-G618.

增强饥饿感，进而增加进食量。[1]

而如果你执意不吃，那么还有种更可怕的激素——促食欲素在等着。顾名思义，促食欲素会显著地影响你吃多少，怎么吃。

科学家发现，给大鼠注射促食欲素 A/B 后，大鼠在 2 h 内吃掉的食物可达平时的 10 倍[2]！

另外，促食欲素表达上调，多数是你空腹时间过长，血糖降低导致的。有研究表明，经过长时间的饥饿后，大鼠下丘脑组中的促食欲素原表达增加了 2.4 倍，更容易暴饮暴食[3]。

也就是说，如果你只是普通饥饿，你的脑肠肽就会增加分泌，促使你吃下比平时多得多的食物……

而如果你还是坚持不吃，死不悔改，那么这极大的能量负平衡，会迫使促食欲素出场解决这一切！到时候，2 h 内吃 10 倍的食物，你想哭也来不及！

所以你节食＝脑肠肽↑＋促食欲素↑＝食欲暴涨，摄入更多。

节食失败，真的和意志力无关！

所以，即使每一个克制进食者，内心都非常想控制自己的进食行为，但总体而言，克制进食者的努力是失败的。他们也总是处于节食与暴食、

[1] Wren, A. M., Seal, L. J., & Cohen, M. A., et al.Ghrelin enhances appetite and increases food intake in humans.*The Journal of Clinical Endocrinology & Metabolism*, 2001, 86(12):5992.

[2] Funahashi, H., Takenoya, F., & Gunan, J. L., et al.Hypothalamic neyronal networks and feeding-related peptides involved in the regulation of feeding. *Anatomical Science International*, 2003, 78(3):123-138.

[3] Cai, X. J., Widdowson, P. S., & Harrold, J., et al. Hypothalamic orexin expression:modulation by blood glucose and feeding.*Diabetes*, 1999, 48(11):2132-2137.

过食交替出现的过程中 [1]。

很多研究表明，克制进食会显著提高暴食和神经性贪食出现和持续的风险 [2]。

在本应该吃顿丰盛晚餐的时段，他们只吃了数个苹果，喝了几瓶果蔬汁。然后临睡前，他们本来只想喝一杯水，于是进了厨房。等回过神来，他们胡来的右手已经打开了冰箱门，从里面掏出了各种高脂高糖的食物……

次日清晨，他们带着悔恨的心情，坚定立下誓言："今天，我一定要按照食谱来吃，早点上床睡觉！"

然而结局你也知道了，不过是又一次循环而已。

每一次，他们都说这是因为你的意志力不坚定，然而，其实某种程度上这并不关意志力的事。

当你开始节食，你就在走上"**节食＝摄入↑支出↓＝越来越胖**"的道路上……

所以与身体对抗反着来，绝对不是让自己变瘦变好的正确方向！

想瘦，不仅仅意志力要够坚定，更要找到方向，遵循身体认可的方式，让大脑和你一起往共同方向去努力！

节食导致代谢受损，怎么办？

节食导致的代谢受损，主要有以下这些表现：

在节食期间，皮肤变得很差，暗淡粗糙，也就是很多人说的"面有菜色"。

---

[1] Herman, C. P., & Polivy, J.Experimental and clinical aspects of restrained eating. *Obesity*, 1980.
[2] Patton, G. C., Johnson-Sabine, E., Wood, K., Mann, A. H., & Wakeling, A.Abnormal eating attitudes in London schoolgirls—A prospective epidemiological study: Outcome at twelve-month follow-up. *Psychological Medicine*, 1990, 20(2):383-394.

免疫力不佳，容易生病，而且生病后还不容易痊愈。

智商水平明显下降，处理很多平时得心应手的学习、工作问题，都要想上好久，反应也变得有点缓慢。

不仅如此，节食还会深刻地影响你的生育能力与性能力。

女性会发现，只要在自己节食减肥期间，大姨妈就不再正常，甚至干脆不来了……

而男性身上的研究也表明，男性极端少吃 + 增加热量支出，会降低他们的睾酮分泌量，甚至低至阉割水平……

>>> 代谢受损导致甲状腺功能紊乱？

而冬季最容易体会到和代谢受损相关的，就是甲状腺相关功能的紊乱。

比如，在节食后，你的身体有如下情况出现：

首先，是身体容易水肿，感觉自己没有喝什么水，但是觉得脸和手都肿起来了。

其次是怕冷，到了冬天手脚就特别冰凉，皮肤干燥。

再次是记忆力减退，反应变慢，有时听到别人喊都要反应一段时间。

最后，则是头发脱落得更密集、更严重，有时候眉毛还会脱落。

如果以上你中了好几个，那么你可能已经有了相关的一些代谢损伤……

那么代谢受损后，如何恢复呢？

>>> 饮食建议：

首先，你需要补偿你的代谢缺口。

有研究显示，正常女性，每千克体重至少要摄入 19 kcal 的热量，甲状腺才会正常运转。这当然不是说你只需要吃这么点。

如果你不想让自己的体重因为多吃而增加速度太快，你可以伴随着运动一起进行。多吃，多运动，同时不要太过纠结于自己的体重数字，而是要多盯着腰围的增减。

运动会有效地增加你的瘦体重，让你的身体更紧实，基础代谢也能恢复正常。但这肯定代表了短时间内你的体重不会下降，甚至会有点上升。如果腰围没有太大变化，这就不需要太过紧张。实际上，在有效运动的情况下，腰围还会有所降低。

其次，在食物的选择上，不要害怕碳水化合物。

虽然低碳水类饮食这两年非常流行，但是一些研究发现，低碳水饮食和低脂饮食的减肥效果实际在长期是很相似的（可以参考第一章中的"低碳水饮食更减肥？低脂饮食更减肥？"）。而且更重要的是，包括甲状腺轴、生殖轴在内的一些激素水平调整，只有在碳水化合物充分的情况下，才会工作正常[1]。

>>> 运动建议：

运动方面，更推荐以力量训练和高强度间歇训练为主。

节食后，即使进行常规的有氧运动，也不能让你的基础代谢有效地提高。

因为节食过程会消耗不少瘦体重（肌肉），长时间有氧也会消耗瘦体重（肌肉）。而瘦体重是保持高基础代谢和持续燃脂的关键。所以单纯的长时间有氧运动不太适合节食恢复期的朋友们。

数据表明：虽然限制饮食和有氧运动的组合不能防止基础代谢的丧失（瘦体重下降 7.8%），不过在节食期间进行高强度的抗阻力量训练，能使

---

[1] Johnston, B. C., Kanters, S., Bandayrel, K., Wu, P., Naji, F., Siemieniuk, R. A., ... & Mills, E. J. Comparison of weight loss among named diet programs in overweight and obese adults: a meta-analysis. *JAMA*, 2014, 312(9):923-933.

基础代谢上升（升高 16.1%），而且也没有降低瘦体重[1]。

虽然目前还不清楚是不是力量训练弥补了节食带来的恶果，但至少，力量训练可以让已经受损的基础代谢回升，而有氧训练反而会持续消耗瘦体重，继续降低基础代谢。

也就是说，节食期间或节食后，如果进行一些力量训练，可以比较好地提升自己已经下降的基础代谢水平。

所以，如果你不幸已经节食过了，又担心自己的基础代谢降低太多，导致恢复正常饮食后复胖，那不妨多做一些高负荷的力量训练来让自己的基础代谢上升，帮助你更好地稳定和控制自己的体重。

此外，高强度间歇训练也可以比较好地提升基础代谢，适合节食后的朋友用来控制体重和提高自己的基础代谢。

总结一下：

1. 为了减肥而节食，想着"减肥 = 摄入＜支出"并没有意义。从支出上讲，节食会导致身体通过降低基础代谢，改变激素分泌，让支出大大减少，让你瘦不下来还更容易胖，变成易胖体质。

2. 从摄入上讲，节食会导致你食欲大增，对高糖高油食物的欲望增加。这与你的意志力无关，严重时，甚至会导致一系列精神层面的问题。

3. 如果基础代谢已经因为节食受损了，首先要正常饮食，补充代谢缺口，尤其不要害怕吃碳水化合物，其次要多做力量训练和高强度间歇训练，对提高基础代谢有帮助。

---

[1] Bryner, R. W., Ullrich, I. H., Sauers, J., Donley, D., Hornsby, G., Kolar, M., & Yeater, R. Effects of resistance vs. aerobic training combined with an 800 calorie liquid diet on lean body mass and resting metabolic rate.*Journal of the American College of Nutrition*, 1999, 18(2):115-121.

2.2 吃得更少，人却更胖？

这个时代，健康和好身材是大家越来越关注的东西。而对于发胖，很多人也都很关心，我们之所以变得那么胖，究竟是因为吃得多了，还是动得少了？

不可否认，人这种生物，在近百年来，肯定是胖了……至于这背后的原因，我们一直说，是人造环境引起的。漫长历史中积累的丰富物产，使得我们吃喝无忧，日常摄入大大增加；而科技的进步，也让"足不出户看世界"可以轻松实现，人类的活动量大大减少。

如果问我们为什么胖了，这两方面的原因都有，毕竟**饮食和运动都是影响体重增长很重要的因素。**

不过，这两项哪个对体重增长影响更大呢？以前大家肯定认为，吃的重要性要大得多，因为吃得多自然让你更胖，而坐着不动则没那么大影响。

然而，现在的研究发现，也许是运动少了，才让我们越来越胖。

运动，比饮食与体重增长更相关？

美国北卡罗来纳大学的研究人员，对比了近 5000 名不同年龄段的男女，研究他们的运动习惯和饮食习惯对其体重、腰围的影响 [1]。

---

[1] Duffey, K. J., & Popkin, B. M., Energy Density, Portion Size, and Eating Occasions: Contributions to Increased Energy Intake in the United States, 1977-2006. *PLoS Medicine*, 2011, 8(6):e1001050.

研究对象特点：

男性 2587 名，女性 2412 名，分布在 20~70 岁及以上的不同年龄层。

可以看到，不同年龄组的人，随着年龄升高，运动程度降低，而饮食质量则相对更高。另外，几乎所有年龄组的人，其体力活动程度都与 BMI 和腰围呈负相关。而膳食质量却只在小部分年龄段里呈负相关（30~39 岁，50~59 岁）。

也就是说，相比膳食质量，运动对体重的影响更大，关系更为密切，运动减少比饮食增加更容易令人胖。

但是，这是为什么呢？

多吃，就会一直胖？

人的体重其实都是有设定点的，这我们在第一章曾经提到过。"设定点"就是让你即使少吃，甚至不吃也瘦不下来的主要原因。同样，这个设定点虽然让你减不了肥，但也不会让你轻易胖起来。

北卡罗来纳大学的研究人员发现，1977—2006 年间，平均每人每日摄入的卡路里增加了 570 kcal[1]，用 1 磅脂肪包含 3500 kcal 来计算，那么从 2006 到 2015 年，平均每人应该增加 535 磅纯脂肪！

然而我们并没有长那么多肉，这其实就说明，你的体重并不是光由你吃下去多少食物来决定的。无论你多吃还是少吃，身体都会通过调节各种激素分泌和内部管理系统，来让你的体重尽量保持不变。

比如有研究就指出，如果说节食时身体会主动减少卡路里支出和

---

[1] Duffey, K. J., & Popkin, B. M. Energy Density, Portion Size, and Eating Occasions: Contributions to Increased Energy Intake in the United States, 1977-2006. *PLoS Medicine*, 2011, 8(6):e1001050.

消耗[1]，那么当食物摄入极大丰富时，身体也会通过饱食中枢来调节能量摄入，让你有饱腹感，从而减少进食，并且通过增加脂肪消耗来避免能量囤积[2]。

BBC（英国广播公司）曾经做过一期节目，叫"瘦人吃不胖的秘密"，里面提到：当瘦人被要求吃过多身体不需要的食物，并且在吃饱后仍不停进食时，所有人都觉得很难受，其实这就是身体为了阻止过度进食而做出的自然防御反应。

另外，当摄入增加时，即使在什么运动都不做的情况下，身体也可能会通过增长肌肉来消耗掉多余的热量。而如果忽略掉身体的这些调节机制，现代人的体重应该是现在的 30~80 倍！

也就是说，实际上，人吃胖自己是会有上限的。如果你动得少，身体不需要过多能量，自然也就吃得少了，就算吃多了，你也不会因此没上限地长肉长脂肪……要不然那些瘦子也不用每天绞尽脑汁想着怎么长肉了。

多吃不一定会胖，那少动呢？

前面我们说了，不管你吃多吃少，你胖或不胖，还得由身体说了算，这也就是所谓的体重设定点：身体会根据你的综合行为以及环境来判断，到底什么样的体重对你的生存更有优势。

---

[1] Whybrow, S., Hughes, D. A., & Ritz, P., et al. The effect of an incremental increase in exercise on appetite, eating behaviour and energy balance in lean men and women feeding ad libitum. *The British journal of nutrition*, 2008, 100(5):1109-1115.
[2] Stubbs, R. J., Hughes, D. A., & Johnstone, A. M., et al. Rate and extent of compensatory changes in energy intake and expenditure in response to altered exercise and diet composition in humans. *Am J Physiol Regul Integr Comp Physiol*, 2004, 286(2):R350-R358.

那运动又会对体重造成什么影响呢？简单地说，体力活动就是调节设定点的关键，是决定你是胖子还是瘦子的主要因素。

研究发现，如果体力活动每天减少 100 kcal，你的体重就会相应地有明显增加。而自 1960 年起，人们的体力活动平均每天下降 142 kcal，所以相应地，人们的体重也上升了 [1]。

同样，有数据表明，美国人在过去十年里，吃得更少了，肥胖率却更高了，其中的主要原因就是，人们的活动量减少了，生活方式更偏向于久坐不动。

所以，想要不发胖，最佳方式自然是动起来！

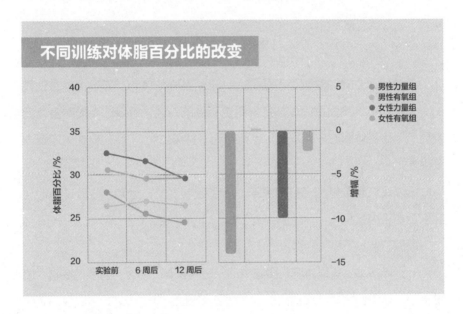

[1] Church, T. S., Thomas, D. M., & Tudor-Locke, C., et al. Trends over 5 decades in U. S. occupation-related physical activity and their associations with obesity. *PloS One*, 2011, 6(5):e19657.

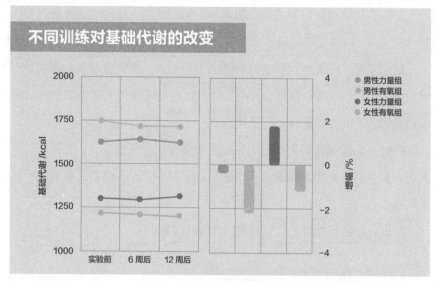

不同训练对基础代谢的改变

- 男性力量组
- 男性有氧组
- 女性力量组
- 女性有氧组

【图表数据来源】[1]

至于运动方式，对久坐不动的人，无论是降低体脂，还是提高基础代谢，力量训练、高强度间歇训练都是更有效的方式，可以让我们的身体朝着更少地储备体脂的方向发展，也更有利于持续减脂。（我们会在第四章详细讲述。）

所以建议想要减脂瘦身的大家，除了控制饮食，运动，并且正确地动起来更是正经事！

最后总结一下：

1. 少吃多动，可以减肥；多吃少动，肯定长胖。那么，到底是多吃，还是少动，让我们的体重增加呢？研究发现，可能运动变少才是导致我们变胖的真正原因，无论是体重还是腰围，比起饮食，都是与体力活动程度更相关。

2. 想控制体重，比起少吃，不如多动，如果久坐不动，力量训练和高强度间歇训练是更好的减脂减重手段。

---

[1] 夏其新 . 不同运动处方对静坐少动人群身体成分的影响 . 北京：北京体育大学，2012.

2.3　减肥饮食，掌握五大要诀！

前两节我们提到，"减肥 = 摄入＜支出"，并没有什么意义，同时，光少吃不运动，也没有用。正确的减脂减重方式应该是科学饮食搭配合理运动，通过调整身体的相关激素分泌，从根本上改变你身体的体重"设定点"，让你变瘦的同时不反弹。

不过，也的确有一些很实用，同时对减脂也很有帮助的饮食小技巧，能帮助大家避免饥饿，防止暴饮暴食，同时减肥更高效！

运动后一定要吃东西

运动后是最佳进食时间，这一点我们在第一章辟谣"运动后不吃，瘦得更快？"里就已经写过了。这里再强调一遍：运动后一定要吃东西，运动后正确地吃可以给你的训练效果加成，同时让你瘦得更快！

>>> 训后进食，增肌促燃脂！

首先，运动中、运动后吃的东西，不会变成脂肪，而更多会变成糖原——储存在身体里面用于第二天训练的能量，以及辅助燃脂、紧致身体的肌肉 [1]。

糖原，是你运动的能量来源。肌肉，则是帮你紧致身材和燃脂的利器。

---

[1]　Farrell, P. A., Fedele, M. J., & Vary, T. C., et al. Effects of intensity of acute-resistance exercise on rates of protein synthesis in moderately diabetic rats. *Journal of Applied Physiology*, 1998, 85(6):2291-2297.

训练后，糖原会超量储备，肌肉的合成速率则会增加3倍左右[1]。

其次，同样的食物，等量的热量摄入，放在运动后吃，增肌减脂效果更佳！

如果你在减肥，那么建议你至少一天60%的热量（以及100%的简单碳水化合物，比如白米、糖分等）应该放到训练中、训练后的3h内摄入。

>>> 训后进食，心理正面强化！

此外，训练后吃顿好的，对你的心情也很有必要。这就是心理学里经典的正强化原理。

你在训练后给自己一个奖励，会让你的大脑觉得健身是件美好的事情（挥汗如雨→大快朵颐），于是下次更积极锻炼。但是注意：在你减肥时，即使是运动后也不建议你吃那些含大量脂肪的"垃圾食品"。

因为脂肪会影响生长激素分泌，从而影响你的训练效果，损害训练收益[2]。

[1] Bird, S. P., Tarpenning, K. M., & Marino, F. E., Independent and combined effectsof liquid carbohydrate/essential amino acid ingestion on hormonal and muscularadaptations following resistance training in untrained men. *European Journal of Applied Physiology*, 2006, 97(2):225-238.
[2] Cappon, J. P., Ipp, E., Brasel, J. A., & Cooper, D. M. Acute effects of high fat and high glucose meals on the growth hormone response to exercise. *Journal of Clinical Endocrinology & Metabolism*, 1993, 76(6):1418-1422.

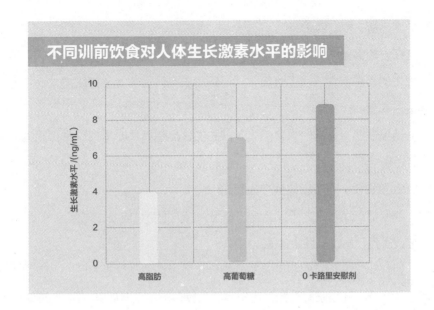

不同训前饮食对人体生长激素水平的影响

纵轴：生长激素水平/(ng/mL)

横轴：高脂肪　高葡萄糖　0 卡路里安慰剂

多吃蛋白质

很多人都知道，为了增肌要摄入蛋白质。但你知道吗？如果是为了减脂，你更应该多摄入蛋白质！

减脂饮食中，蛋白质占比高，你就能减去更多的脂肪，保留更多的瘦体重。而且血液中的氨基酸浓度高时，人更不容易产生饥饿感[1]。

蛋白质的好处主要有以下几点：

1. 蛋白质，更高的食物热效应

食物热效应是指你吸收和代谢卡路里的时候消耗的热量，一般来说，脂肪和碳水的食物热效应在 5% 左右，而蛋白质高达 30%~40%。这就意味着在你摄入同等热量的情况下，蛋白质食物热效应高，可以额外帮你消

---

[1] Due, A., Toubro, S., Skov, A. R., & Astrup, A. Effect of normal-fat diets, either medium or high in protein, on bodyweight inoverweight subjects: a randomized 1-year trial. *International Journalof Obesity*, 2004, 28(10):1283–1290.

耗更多热量，更有助于减肥。

在一项实验中，实验人员将被试分为两组。对照组只是吃一般的以碳水为主的常规饮食。而实验组，则是按每千克体重 2 g 蛋白质摄入为主的高蛋白饮食。

结果发现，高蛋白饮食的人，产生的体热辐射是吃常规饮食那组人的 2 倍还多[1]。

2. 蛋白质，更不容易储存为脂肪

我们都知道，人之所以会胖，是因为我们把身体吃下去的多余的能量，转化成了自己腰上、腿上的脂肪。

但你知道吗？我们吃下去的食物转化成脂肪的难度是不同的，有很大的差异。碳水和脂肪都是相对容易吸收和储存的，蛋白质则不同，实际上，氨基酸储存成体脂这个转化几乎不会在人体内发生。我们的身体更习惯把氨基酸优先作为能量的直接供体，为身体活动和维持体温提供热量[2]。

3. 蛋白质，更强饱腹感

蛋白质对饱腹感有很强的增进作用：一方面，当血液中的氨基酸浓度增加，身体的饱腹感就会增加；另一方面，蛋白质的摄入还会影响各种消化、饱腹相关的激素分泌。比如缩胆囊素，它可以减缓拉长消化过程[3]，从而让身体尽量吸收所有的蛋白质[4]，它还可以调节对食物的食欲和饱

[1] Johnston, C. S., Day, C. S., & Swan, P. D. Postprandial thermogenesis is increased 100% on a high-protein, low-fat diet versus a high-carbohydrate, low-fat diet in healthy, young women. *Journal of the American College of Nutrition*, 2002, 21(1):55-61.

[2] Prentice, A. M. Manipulation of dietary fat and energy density and subsequent effects on substrate flux and food intake.*American Journal of Clinical Nutrition*, 1998, 62(3):535S-541S.

[3] Storr, M., et al. Endogenous CCK depressescontractile activity within the ascending myenteric reflex pathway of ratileum. *Neuropharmacology*, 2003, 44(4):524-532.

[4] Geraedts, M. C., et al.Direct induction of CCK and GLP-1 release from murine endocrine cells by intact dietary proteins.*Molecular Nutrition & Food Research*, 2011, 55(3):476-484.

腹感[1]。这也是吃高蛋白食物的饱腹感比较强的原因。

4. 蛋白质，更好增肌减脂

研究表明：同样中低热量（1700 kcal/d）的饮食，高蛋白质组成的饮食（30% 蛋白质）要比低蛋白质的饮食（16% 蛋白质）减脂和保持瘦体重的效果更好。数据显示，高蛋白饮食减去的脂肪和瘦体重比值为 6.3 ∶ 1，低蛋白则是 3.8 ∶ 1[2]。

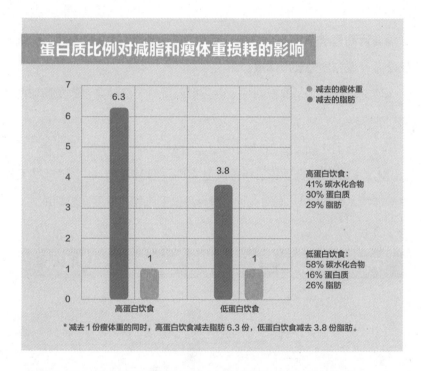

之前有研究人员给过不同训练方法下的蛋白质摄入量建议。

---

[1] Dockray, G. J. Cholecystokinin and gut-brain signalling. *Regul Pept*, 2009, 155(1-3):6-10.

[2] Layman, D. K., Boileau, R. A., & Erickson, D. J., et al. A reduced ratio of dietary carbohydrate to protein improves body composition and blood lipid profiles during weight loss in adult women.*The Journal of nutrition*, 2003, 133(2):411-417.

不同运动的日常总蛋白的最佳摄入量

● 非训练日的最佳蛋白质摄入量：0.9 g/（kg·d）

● 耐力项目的最佳蛋白质摄入量：1.3 g/（kg·d）

● 力量训练的最佳蛋白质摄入量：1.8 g/（kg·d）

摄入途径：蛋白粉（建议运动前后）+ 天然食物（建议日常）。

而如果你减脂过程中既控制饮食又积极运动，那你可能要摄入更多的蛋白质。

根据**运动营养学者斯图尔特·菲利普斯的建议：减脂期间，建议吃2.0~2.4 g 蛋白质每公斤体重。**

一项实验就对比了高低两种蛋白质摄入量对节食健身者的减脂和瘦体重增加的影响。

实验进行了 4 周。参与实验的人员，都是有训练基础的健身者。他们每天摄入的热量平均低于每日所需热量 40%（低热量摄入，属于节食范畴了，不推荐大家照做）。同时他们还进行力量训练和高强度间歇训练。

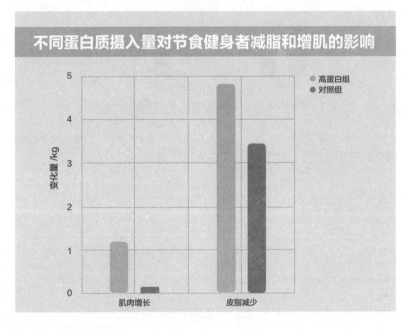

不同蛋白质摄入量对节食健身者减脂和增肌的影响

结果发现：高蛋白质组，也就是 2.4 g 每公斤体重那一组，肌肉增长了 1.2 kg，对照组只增加了 0.1 kg；而皮脂的减少两组差异也很明显，高蛋白组在 1 个月内体脂减少了 4.8 kg，对照组只减少了 3.5 kg。节食的同时还能保证肌肉增加，这个确实挺有吸引力[1]。

所以减脂期间建议采用高蛋白饮食，至于具体的蛋白质分配，运动前、中、后的蛋白质摄入，可以吃蛋白粉，更方便摄取。剩下日常的蛋白质摄入，则靠吃一些高蛋白的食物来满足，比如各种低脂肪的肉类等。

保持血糖平稳，手边备好食物，防止暴饮暴食

大家都知道，极端的禁食，必然带来极端的食欲。有时候，一旦转化不好，这股食欲就会引发一顿暴食。比如半夜的麦乐送、冰箱扫荡、街边狂撸串喝啤酒等。

所以减肥期间，大家可以给自己准备一些健康的加餐，比如下午 3 点吃一些低 GI 值的坚果（花生、杏仁等）。坚果能缓慢持久地提供能量，让你的血糖平稳，在晚饭前不至于太饿。

日常还可以常备脱脂无糖酸奶。如果感觉有点饿了就直接喝，反正高蛋白、低热量、高钙，完全没压力。而脱脂无糖酸奶的黏稠感，也会更容易增添人的饱腹感。此外，它也是吃了最容易让人瘦的食物[2]。

[1] Longland, T. M., Oikawa, S. Y., Mitchell, C. J., Devries, M. C., & Phillips, S. M. Higher compared with lower dietary protein during an energy deficit combined with intense exercise promotes greater lean mass gain and fat mass loss: a randomized trial.*American Journal of Clinical Nutrition*, 2016, 103(3):738-746.
[2] Mozaffarian, D., Hao, T., Rimm, E. B., Willett, W. C., & Hu, F. B.Changes in diet and lifestyle and long-term weight gain in women and men. *New England Journal ofMedicine*, 2011, 364(25):2392-2404.

Tips：酸奶，越吃越瘦的食物！

哈佛大学的科学家做过一项调查，研究对比特定的饮食对正常体脂的人群的长期体重变化的影响。

研究人员对 120 877 名无慢性疾病且不肥胖的美国男性和女性进行了长达 20 年的调查访问，每隔 4 年进行生活方式变化和体重变化之间的关系评估。

研究中涉及的饮食多是我们日常生活中经常吃到的食物，如薯条、肉类、甜品、奶酪、蔬菜、水果、酸奶、谷物等。

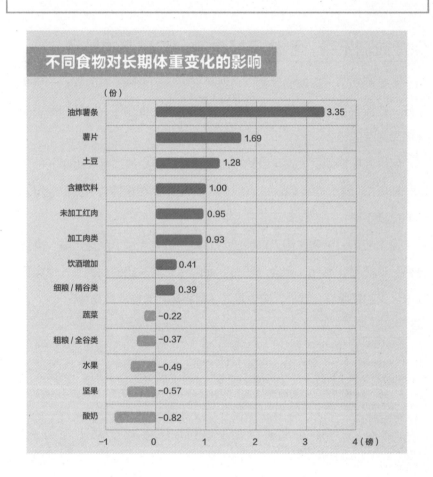

不同食物对长期体重变化的影响

（份）

食物	数值（磅）
油炸薯条	3.35
薯片	1.69
土豆	1.28
含糖饮料	1.00
未加工红肉	0.95
加工肉类	0.93
饮酒增加	0.41
细粮 / 精谷类	0.39
蔬菜	-0.22
粗粮 / 全谷类	-0.37
水果	-0.49
坚果	-0.57
酸奶	-0.82

研究结果表明：特定的饮食与长期体重增长的关系表现出一定的独立相关性。

与体重增长相关性最强的是油炸薯条、薯片和土豆，其中经常吃油炸薯片导致的体重增长高达 3.35 磅！

而蔬菜、坚果、粗粮、水果、酸奶则表现出与体重增长明显的负相关，其中**酸奶对控制体重增长和减重的效果最为明显**，平均每 4 年能降低 0.82 磅左右的体重。

最后强调一下，即使是垫肚子的，也不要准备那种你很喜欢吃的不健康零食……因为你很容易控制不住你自己，一下子就会吃多……

每顿饭前喝杯水

饭前喝水的目的，既不是要把自己喝饱，也不是要冲散胃液，减少吸收（这是胡扯……随餐饮水并不会影响吸收）。

而是给吃饭增添一种仪式感，就跟日本人在饭前说"我开动了"一样。

这种仪式感很重要吗？

很重要！

伯明翰大学的科学家做过一项实验，发现每次三餐前喝 500 mL 水的减肥者，比不喝水的减肥者，要多减重 1.3 kg[1]。

研究人员表示，饭前喝水能减重，真正的原理是在于这起到了一种减肥督促机制的作用！

打个简单的比方，很多同学在减肥时，经常会狠狠饿上一段时间，然后等饿昏了头，回过神来发现自己在进食时，已经吃多了……

---

[1] Parretti, H. M., Aveyard, P., Blannin, A., Clifford, S. J., Coleman, S. J., Roalfe, A., & Daley, A. J.Efficacy of water preloading before main meals as a strategy for weight loss in primary care patients with obesity: RCT.*Obesity*, 2015, 23(9):1785-1791.

而饭前喝水，就好比你给自己定了个提醒闹钟。即使再饿，你在准备吃饭前，也先喝上一杯水，告诉自己等下就可以吃饭了，正处于减肥过程中所以不能吃太多。

有所准备地去进食，自然饭量控制得更好，减重效果也更好。

养成细嚼慢咽的进食习惯

另外，进食速度也是决定你吃多吃少的关键因素之一。有研究表明，平时吃饭快的人，相比那些慢慢吃到饱的人，长胖的概率要高 3 倍之多 [1]。

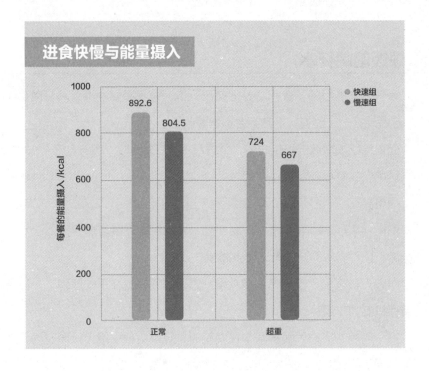

[1] Maruyama, K., Sato, S., Ohira, T., Maeda, K., Noda, H., & Kubota, Y., et al.The joint impact on being overweight of self reported behaviours of eating quickly and eating until full: cross sectional survey. *BMJ*, 2008, 337(8):597-600.

而无论你是胖是瘦，细嚼慢咽的人相比吃得快的人，都要吃得更少。正常体重组平均减少 88 kcal，超重组平均少吃了 57 kcal[1]。

另外，采用细嚼慢咽的吃法，被试的饱腹感也普遍更强，进食的欲望相对也更低。

科学家表示，这可能和细嚼慢咽可以让身体里调节血糖和饱腹感的激素更好地正常分泌与反馈有关。

最后总结一下这 5 个减肥饮食小窍门：

1. 运动后一定要吃东西，运动后吃东西会让你的训练效果更好，减脂更多。最好把一天所需的 60% 热量摄入，都放在运动前后 3 h 内。

2. 多摄入蛋白质，蛋白质有更高的食物热效应，不容易转化成脂肪，又能增加饱腹感。同时，蛋白质会帮助你在减脂过程中，减去更多脂肪，保留更多瘦体重。

3. 血糖的速升速降，会让你变胖又容易暴食，所以，为了维持血糖稳定，可以在身边备一些低 GI 的零食，比如坚果、无糖脱脂酸奶等。

4. 饭前喝杯水，会给你增添一种进食的仪式感，有所准备地去进食，让你更瘦。

5. 细嚼慢咽，会让你能量摄入更少，饱腹感更强。

[1] Shah, M., Copeland, J., Dart, L., Adams-Huet, B., James, A., & Rhea, D. Slower eating speed lowers energy intake in normal-weight but not overweight/obese subjects. *Journal of the American Academy of Nutrition & Dietetics*, 2014, 114(3):393-402.

2.4 日常多动动，就不用专门锻炼了？

很多不爱运动的同学，估计都有过这样的想法：想要瘦，不就是少吃多动吗？

"少吃"，要管住嘴；"多动"嘛，其实也没必要专门去跑步健身吧，我日常多动动不也一样？

能站着就不坐着、能走着就不坐地铁、没事再到处溜达溜达……零零碎碎的时间都用起来，既没一次大强度运动来得累，搞不好还能消耗更多热量瘦得更快呢。

评书相声里不也常说：那种日常活计多的工作，折腾人，到处跑，跑得腿都细了嘛。

所以日常活动量大，"活"得累点，就能让你消耗更多热量，帮你瘦？

对不起了您嘞，还真未必！

研究发现，日常劳累并不减肥。

科学家为研究不同的日常活动量到底是如何影响人的能量消耗的，做了一个很有意思的研究：

他们找了三群原先就习惯不同生活方式和不同日常活动量的人，在一周的时间里，分别测量了这三群人的每日活动量和热量消耗大小[1]。

---

[1] Pontzer, H., Raichlen, D. A., Wood, B. M., Mabulla, A. Z. P., Racette, S. B., & Marlowe, F. W. Hunter-gatherer energetics and human obesity. *PLoS One*, 2012, 7(7):e40503.

【研究人群】

● **哈扎人：** 30 人，游牧民族，每天都要长距离步行，活动量较大；

● **玻利维亚农民：** 25 人，日常以体力劳动居多，活动量也比较大，以下简称农民；

● **西方人：** 240 人，日常以久坐不动的生活习惯为主，活动量较小。（嗯，和我们一样……）

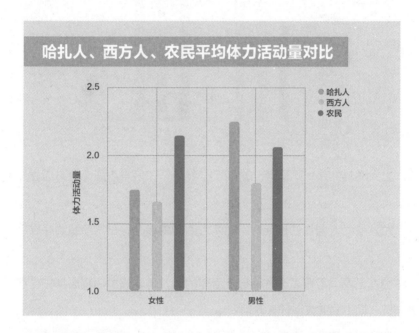

不出所料，无论男女，西方人的日常活动量都是相对最低的。嗯，我们现在的大多数学生和办公族也是一样……

那他们的日常消耗又是如何呢？

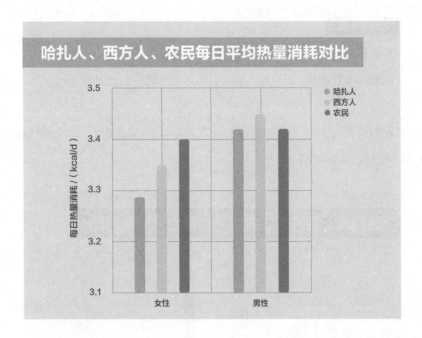

哈扎人、西方人、农民每日平均热量消耗对比

出人意料的是，不同活动量的三个群体，在日常热量消耗方面居然相差不大?!

尤其是西方男性的指标，明明体力活动量最小，日常热量消耗居然还最高?

也就是说，习惯每天各种行走劳作的人，身体热量消耗居然和坐那儿老半天一动不动的人没什么差别?

为什么? 因为身体懒!

为什么日常活动量大了，身体的热量消耗却并没有增加? 这里面有很多相关因素，比如基础代谢水平、身体瘦体重含量等等。

不过，今天我们要说的另一个更重要的原因是：你的身体本身就更倾向于节约能量支出，让你不那么轻易瘦下来!

还是要提到我们反复强调的"设定点"理论：你的体重体脂其实是身体对你整体体质和生活习惯的一个综合评估结果，并不会因为你吃不吃，或者活动不活动就轻易发生改变。

如果日常运动量越大，身体的热量消耗也越多，那古时候的人们可能在打到猎物之前，就先在追逐猎物的过程中，因为消耗透支而"挂"掉了……

显然这种设定是非常不利于人类生存的。

所以说白了，人的身体天生爱"偷懒"，不管你的日常活动量有多少，它都会找到最省能的方式，尽可能地减少消耗，帮你好好"活"下去。

【身体爱"偷懒"的相关研究】

在一项研究中，科学家让被试穿上具有阻力调节和数据传输功能的设备，观察对比了被试在不同的运动阻力下走路的步频变化和运动耗能[1]。

结果发现，在不同的运动阻力下，被试经过一段时间的尝试，都能迅速掌握最佳走路步频，让身体的能量代谢降到最低。

也就是说，我们的身体就是特别爱"偷懒"，在运动过程中，它一定会千方百计地减少自身的热量消耗。

所以总结一下：

可不要觉得平时到处跑、站起来倒倒水、打印打印文件什么的就能帮你瘦了……

想要真正提高身体消耗、多燃脂，还得正经动起来！运动方式要对，运动强度要到！

因为如果你的运动强度和日常没什么区别，那身体还是想着要省能……

只有当运动时采用的强度和日常截然不同，才能给身体来一个措手不及，让身体觉得："发生了什么？！是不是有什么不得了的事情，我得赶紧把平时囤的热量拿出来渡过这个难关……"这样你才能真正有效地燃脂瘦身嘛。

---

[1] Selinger, J. C., & O'Connor, S.M., et al. Humans Can Continuously Optimize Energetic Cost during Walking. *Current Biology*, 2015, 25(18):2452-2456.

说到具体的运动方式，我们常说的**高强度间歇训练、中高强度力量训练等，都能提高身体的燃脂消耗，对持续燃脂有很好的效果。**

　　而且，如果你习惯了一种运动，那它消耗的热量就会变少，让你进入平台期。所以，经常更换训练计划还是很重要的。（这个我们会在下面的如何渡过平台期中，再给大家好好细说一下。）

　　最后总结一下：

　　1. 日常多做些端茶倒水、起身上厕所等行为，并不会增加你的热量消耗。你的身体是很聪明的，它会"偷懒"来节约热量的支出。

　　2. 运动方式也是一样，如果你习惯了一种运动方式，那么它消耗的热量就会变少。经常更换训练计划，对持续减脂、渡过平台期很重要。

2.5　想要看着瘦，减几斤才够？

说到减肥减重，我遇到最多，回答起来却也是最为无奈的几个问题，就是："斌卡，我身高×××体重×××，减多少才比较好看啊？""斌卡，我脸上肉多，怎么样才能瘦脸啊？"

的确，很多时候你减肥，辛辛苦苦运动了好久，好不容易掉二两肉，腰围也稍微紧致一些，别人却丝毫没看出变化……

如果不凑巧你还刚好有一张肉乎乎的脸盘儿，更是吃了大亏，减掉5 kg都不一定能让身边的人意识到……

虽然我们一直强调体重在减脂过程中不是最重要的，围度才是关键，但耐不住身材和脸蛋还是得给人看啊。

对大多数人来说，肉眼可见的直观变化，才是减肥成功真正的象征（毕竟咱也不能天天拿着皮尺、体重计给人秀自己的变化不是）。

那么，单纯从体重来看，减多少才够明显，让人一眼就能看出来呢？

瘦不瘦，脸上看？

首先说，脸盘儿大小的确会影响别人对你身材和胖瘦的判断。脸圆是显得可爱，但是视觉和主观上就让人觉得和骨感没关系；而长脸、瓜子脸的人，天生占了优势，看上去就显瘦。

如果你天生瘦，就是脸圆，那除了化妆、按摩去水肿什么的，我个人是不知道什么不动刀子的有效方式了，毕竟也不是我的研究领域嘛。

不过，**对体重超重或者肥胖的人来说，他们的脸部肉多，可能就是肥胖导致的脂肪堆积。**而且这种肉脸，一般都会**伴随着体重的降低而发生明显变化。**

另外，有一项有趣的研究，科学家居然量化了面部的胖瘦变化，并且通过一系列相关的推演，告诉你到底要增或减多少斤，才能让别人一眼就看出你的变化！

在这个看"脸"的世界，很多时候我们对一个人的判断，以及他的魅力值的体现，靠的就是一张脸。所以对想要减肥的人来说，瘦多少才能够从脸就看出来，很关键！

肉眼可见的瘦，得掉几斤肉才行？

加拿大多伦多大学的研究人员，为了量化人们对面部细微变化的敏感度，设计了一项基于面部肥胖的实验。

实验过程中，研究人员给出了一系列的人脸图片（通过图像软件来改变，展现不同的 BMI 值下同一个人脸的变化），然后让被试来判断，哪些人脸看起来体重更轻，哪些人脸最有吸引力[1]。

结果显示，**当 BMI 变化达到 1.33 时**（男 1.34，女 1.31），**被试就能察觉到两张照片的区别。**

＊ BMI 是世界公认的一种评定肥胖程度的分级方法。BMI 具体计算方法：BMI= 体重（kg）/ 身高^2（m^2）。

用体重来描述的话，假设你是一个 1.6 m 的女性，那么减掉 3.4 kg，别人就能直接从你的脸上看出变化来。而如果你是一个 1.8 m 的男性，那

---

[1] Re, D. E., & Rule, N. O. Heavy matters: the relationship between just noticeable differences in perceptions of facial adiposity and facial attractiveness. *Social Psychological & Personality Science*, 2015, 7(1):69-76.

你得减掉 4.3 kg，别人才能觉察出区别。

另外，研究还表示，虽然 1.33 这个值已经能看出变化了，不过**更大的 BMI 变化，会让人觉得你变得更有吸引力。**

而想要减重达到的效果更好（面部更有吸引力），其 BMI 应该变化大约为 1.33 的 2 倍（实验中，女性 BMI 平均降低 2.38，男性 BMI 平均降低 2.59）。

另外，从面部判断来看，最有吸引力的女性 BMI 为 19.11，最有吸引力的男性 BMI 为 23.79。

不过，吸引力这种事，不同文化背景、不同环境和社会因素、不同人种差异，情况都不一样，所以**仅供参考**。

下页的表是根据上述研究，给大家整理的不同身高人群的肉眼可察觉体重变化数。可以对照来看，设定自己的体重目标。

女性不同身高的最具吸引力体重与最小可觉差

身高 /cm	最具吸引力体重 /kg	最小可觉差 /kg
150	43	2.95
155	45.91	3.15
160	48.92	3.35
165	52.03	3.57
170	55.23	3.79
175	58.52	4.01

男性不同身高的最具吸引力体重与最小可觉差

身高 /cm	最具吸引力体重 /kg	最小可觉差 /kg
165	64.77	3.65
170	68.75	3.87
175	72.86	4.10
180	77.08	4.34
185	81.42	4.59
190	85.88	4.84

体重，怎么称才对？

体重虽然是衡量减肥有没有效果的标准之一，但是想要正确地测量自己的体重，并不是一件简单的事。

事实上，我们的体重升降，受太多因素影响，可能你少吃一顿饭，多流点汗，体重就能噌噌掉 1 kg，而吃得咸了点，喝水喝多了，也可能一下就多了近 1 kg……

在第一章"出汗更多，减肥更高效？"中，我们也提到过运动科学家 Edgeley 2013 年底亲身做了一个实验，他通过大量排水、排汗的方式，一天之内减掉了 12 kg！然而这也并没有什么用，一天的正常饮食就能补充回来。

所以我们应该关注的，应该是相同情况下，身体稳定状态下的体重变化。

我个人建议，大家可以在每天早晨（没有熬夜，睡眠正常）如厕后测量自己的体重，以当时的体重值作为自己日常的体重数，相对比较稳定，也更有参考价值。

另外，有研究发现，经常上秤，可能会对减重更有帮助[1]。

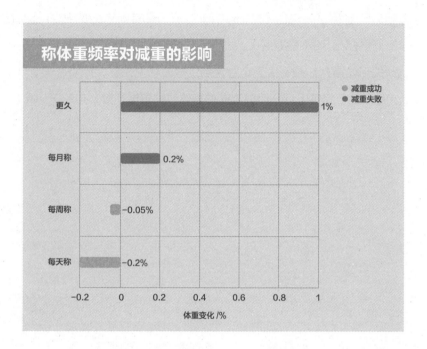

当然，这不是说你天天称重就能瘦……研究中也说了，上秤和体重之间，表现的是弱相关关系。可能是因为，**经常称重可以帮助你更好地认知自己的体重变化，并且监督自己去改变，从而更有利于减重。**

所以，想要减脂瘦身的你们，给自己设立一个合理的目标，努力锻炼并坚持测量，更有利于你们快速达到自己的目标！

最后总结一下：

1. 瘦其实不等于轻，减肥成功应该是让别人看着觉得你身材和相貌好，45 kg 的哆啦 A 梦和 75 kg 的维秘模特，你肯定选后者。

2. 要想看着瘦，要减几斤？研究发现，如果想让别人看出你变瘦了，

[1] Helander, E. E., Vuorinen, A. L., Wansink, B., & Korhonen, I. K. Are breaks in daily self-weighing associated with weight gain?. *Plos One*, 2014, 9(11):e113164.

你的 BMI 要减掉 1.33 [BMI= 体重（kg）/ 身高 ^{2}（m^2）]。如果想让别人看到你明显瘦了，你的 BMI 要减掉 2.66，最有吸引力的 BMI 是女性 19.11，男性 23.79（参考值）。

3. 关于体重，你最好每天定时定点定身体状况来称，比如每天清晨起床上完厕所时。经常上秤，可以提高你对体重的警觉程度，有利于你减肥。

2.6 减脂期间，每周瘦几斤最合理，不会掉肌肉？

减肥目标合理与否，是决定你减肥成功与否的关键。

目标太高，看着就没戏……

你想啊，如果一个人张口就来，说他 10 天要瘦 10 kg，我猜 90% 的人都会觉得这是在吹牛，听着就不靠谱吧。且不说正常情况下，**人的身体根本不支持在那么短的时间内，有如此大的体重变化。** 即使他真的靠各种奇怪的方法（抽脂、脱水什么的）减下来了，这种短期大幅度的减重也给人分分钟反弹的预告。

只有目标定得合理，减脂减重才更容易成功。比如你说，你的目标是先瘦 5 kg，瘦完 5 kg 后再定新目标，这就显得合理且可实现得多，也会让人觉得是科学而可持续的减肥计划。

那么合理的阶段性减肥目标，到底应该怎么定呢？

1. 把减肥阶段性目标定为减掉 5% 体重，更容易成功。

科学家发现，阶段性的减肥目标，不用设得太高，就能让你的身体有明显的改善，也更有利于激励你进行后续减重行为 [1]。

---

[1] Magkos, F., Fraterrigo, G., Yoshino, J., Luecking, C., Kirbach, K., Kelly, S. C., ... & Klein, S. Effects of Moderate and Subsequent Progressive Weight Loss on Metabolic Function and Adipose Tissue Biology in Humans with Obesity. *Cell Metabolism*, 2016, 23(4):591-601.

科学家对 40 个无糖尿病的肥胖男性（平均体重约为106 kg，平均 BMI约为 38）进行了为期半年的身体指数观察：

一半被试采用维持体重的饮食模式，作为对照组；

另一半则采用更低卡的饮食模式以及训练建议，进行减重计划。

结果发现，当减重目标设定为体重的 5% 时，所有减重组都在规定时间内达到目标。

另外，科学家表示，减少 5% 的体重，就已经让被试身体的整体素质有了明显改善：体脂和内脏脂肪下降，胰岛素敏感性有所提高等。

减少5%体重对身体相关指标的影响

身高 /cm	体重保持（n=14）		体重减少（n=9）		相互作用
	基线	体重保持	基线	减少 5% 体重	p 值
体重 /kg	106.6±15.0	106.7±14.7	106.2±16.8	100.8±16.2*	< 0.001
BMI/（kg/m²）	37.9±4.4	38.0±4.4	37.8±4.4	35.9±4.3*	< 0.001
体脂 /%	45.4±6.3	45.6±6.5	47.9±4.9	46.3±5.2*	< 0.001
体脂量 /kg	48.7±11.6	49.0±11.8	51.0±10.1	46.7±9.6*	< 0.001
瘦体重 /kg	57.1（53.3，63.4）	56.9（53.2，62.4）	53.0（46.7，56.8）	51.5（47.0，55.5）*	0.032
内脏脂肪 /cm³	1456±593	1585±733*	1409±508	1294±431*	0.004
肝内甘油三酸酯 /%	7.5（41，16.2）	6.0（3.4，16.8）	6.7（3.3，11.2）	3.8（1.5，7.8J）*	0.023
基础游离脂肪酸 /（mmo/L）	0.48（0.40，0.52）	0.49（0.44，0.59）	0.55（0.47，0.58）	0.54（0.45，0.66）	0.341
基础葡萄糖 /（mg/dL）	98（91，101）	98（93，104）	95（92，103）	91（88，96）*	0.040
基础胰岛素 /（mU/L）	20.6（15.7，29.0）	21.3（19.1，26.7）	16.7（13.3，22.6）	15.0（9.6，18.9）*	0.028
24 小时收缩压 /mmHg	117±12	121±13	122±11	118±11*	0.028
24 小时舒张压 /mmHg	67（58，72）	67（65，72）	72（66，77）	71（66，74）	0.176

身高 /cm	体重保持（*n*=14）		体重减少（*n*=9）		相互作用
	基线	体重保持	基线	减少 5% 体重	*p* 值
24 h 心率 /（次 /min）	78±9	79±6	78±9	74±9*	0.034
甘油三酯 /（mg/dL）	107（86，141）	114（63，158）	153（106，201）	105（69，162）*	0.023
高密度脂蛋白 /（mg/dL）	47±17	46±15	41±8	40±7	0.724
低密度脂蛋白 /（mg/dL）	119（B8，136）	105（91，114）	100（90，126）	98（86，121）	0.888

*$p < 0.05$

研究过程中，科学家还发现，所有减重组在实现 5% 的减重目标后，还有一半被试选择继续进行减重行为，在后续又成功完成两个 5% 的减重目标，最后在半年内，有 9 名被试成功减掉了近 16% 的初始体重。

对此，科学家认为，虽然对很多减重者来说，你的终极目标可能是减掉 15% 的体重，但是在设定减重目标时，每一阶段减 5%，更容易减重成功，也更能激励你进行下一轮健身。

换到你自己身上，假设你身高 160 cm，当前体重是 60 kg，根据最有吸引力的目标体重 49 kg，你应该减掉 11 kg，但是上来就嚷嚷着我要减 11 kg，显然有些难度……

那么你可以考虑先将阶段性目标设为 3 kg（60 kg×5%），比较可行而且对身体也能有很大改善，在实现 3 kg 的目标后，再循序渐进，这显然是更好的方式。

2. 每周减 0.7%~1%，更有利于保持力量和瘦体重。

另外，大家在减肥过程中，肯定是只想减脂而不想掉肌肉（肌肉，也就是瘦体重，是保持你高效燃脂，成为易瘦体质的关键）。

研究发现，想要减脂的同时不掉肌肉，减肥速度很重要。相比快速减肥，慢速减肥更不容易掉肌肉。

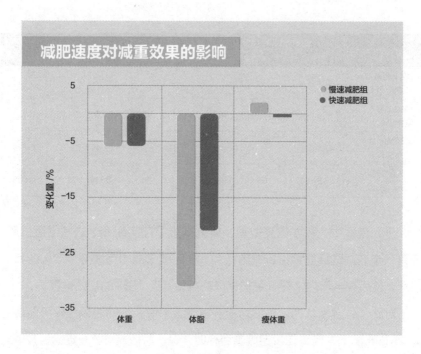

减肥速度对减重效果的影响

慢速减肥组
快速减肥组

变化量 /%

体重　体脂　瘦体重

一项研究发现：在总减重数字相同的情况下，比起快速减肥，一周减 1% 体重，运动者能更好地减去更多脂肪。[1]

另一项研究中，研究者将被试分成两组。一组减肥速度比较慢（每周减 0.7%），另一组减肥速度比较快（每周减 1.4%）。

＊减肥的速度是通过对饮食能量的控制实现的。除此之外，两组人还都正常进行力量训练。

结果发现，慢速减肥组的减肥效果，明显好于快速减肥组。

---

[1]　Garthe, I., Raastad, T., Refsnes, P. E., Koivisto, A., & Sundgot-Borgen, J. Effect of two different weight-loss rates on body composition and strength and power-related performance in elite athletes. *International Journal of Sport Nutrition and Exercise Metabolism*, 2011, 21(2):97-104.

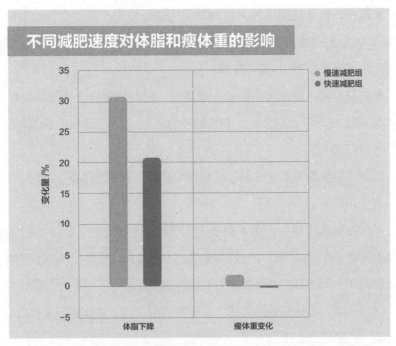

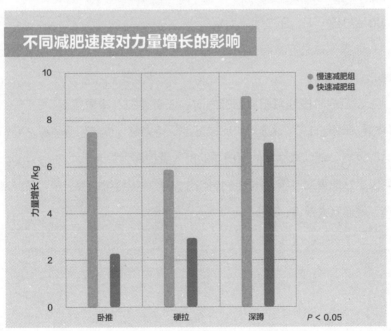

● 其中，慢速减肥组和快速减肥组的体脂分别下降了 31%±3% vs 21%±4%。瘦体重方面，慢速减肥组反而还上升了 2.1%±0.4%，而快速减肥组下降了 0.2%，掉了肌肉。

● 力量方面，慢速减肥组的力量增长，也明显要好于快速组。其中，卧推增长为 7.5 kg vs 2.3 kg；硬拉增长为 5.8 kg vs 1.8 kg；深蹲增长为 9.0 kg vs 7.0 kg。

其实两组体重下降速度都还控制得比较好，所以当体重下降时，力量并没有受到影响。

不过在现实生活中，很多健身的同学比较急于求成。90 kg 的男生，一周就要减 2.5 kg，那就是一周减去 2.8% 的体重；或者，60 kg 的女生，一周要减 1.5 kg，那就是一周减去 2.5% 的体重。

这种速度，会让你损失力量，甚至损失瘦体重。这样减下来不仅体形不好看，还很容易反弹。

最后总结一下，还是建议大家：

1. 如果你在进行减脂，那么阶段性 5%（总体重）的减重计划是比较合理的。

2. 设定好阶段性减脂目标的同时，还需要控制减重速度，0.7%~1%（总体重）每周的减脂速度可以比较好地保持力量、体能和瘦体重。

3. 同时，建议减脂期间蛋白质的摄入量控制到每天 2.4 g/kg 体重，这样可以更好地帮助减脂，同时不掉肌肉。（具体内容可以参见第二章"减肥饮食，掌握五大要诀！"。）

2.7 一天中，什么时候燃脂最多？运动最好？

饮食和运动对健康和减肥有多重要，我们已经强调了好几遍。不过你知道吗？规律作息，也同样会影响你的热量消耗、脂肪燃烧和减肥大计！

7 天环游地球，让你知道脂肪如何燃烧！

儒勒·凡尔纳曾经写过一本著名的科幻小说——《八十天环游地球》，小说讲述的如同其标题一样，就是主人公在 80 天内环游了地球各处的故事，我小时候特别爱看。

而科学家们也做了一个有趣的研究：通过在实验室内模拟 7 天"环游地球"，来看看人类身体的热量燃烧、脂肪燃烧，究竟有什么样的规律[1]。

研究者让被试在没有窗户（没有外在光源）的屋子里待了 3 周，屋子里没有留下任何关于时间流动的线索。

---

[1] Kirsi-Marja, Z., Vujovic, N., Yuan, R. K., Williams, J. S., Czeisler, C. A., Duffy, J. F. Human Resting Energy Expenditure Varies with Circadian Phase.*Current Biology*, 2018, 28(22):3685-3690.

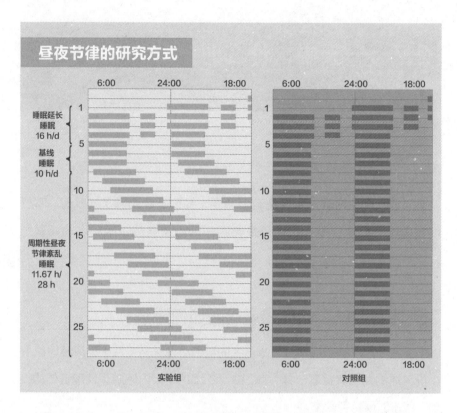

　　每天晚上，这 7 个人睡觉的时间，都比之前推迟 4 h，也就是说，这些人在一周的 7 天 6 夜，就会穿越所有的地球时区，来一次身体作息上的环球旅行。

　　而研究的目的，就是要看看他们在日常生活中的热量燃烧、脂肪燃烧，究竟有什么样的规律。

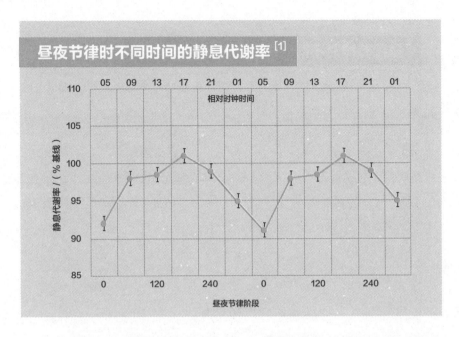

昼夜节律时不同时间的静息代谢率 [1]

结果发现，即使跟对照组相比，人体的热量燃烧，也有着相当规律的安排。静息代谢率是日常能量消耗的最大组成部分。

而人体的昼夜节律，对热量燃烧、能量代谢有着相当大的作用。一般人的代谢水平在下午的 5 点会到达顶峰。而凌晨 5 点左右，则会消耗得最少。而个体之间的峰值变化差异不太大（方差只有 0.264）。

所以，可能下午 5 点多是最适合运动的时间，而且这段时间的核心温度较高，你也能有更大力气，不容易受伤。

[1] Kirsi-Marja, Z., Vujovic, N., & Robin, K.,et al.Yuan Human Resting Energy Expenditure Varies with Circadian Phase.*Current Biology*, 2018, 28(22):3685-3690.

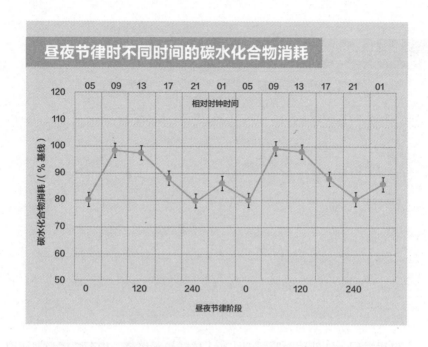

昼夜节律时不同时间的碳水化合物消耗

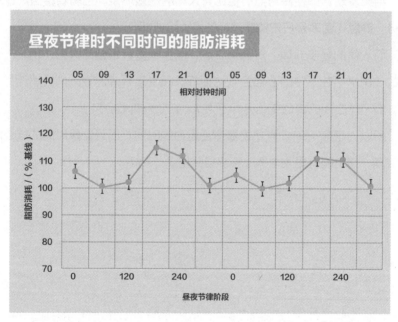

昼夜节律时不同时间的脂肪消耗

而有趣的是不同时间碳水化合物和脂肪的消耗水平。碳水化合物在早晨的消耗量最高，晚上最低；而脂肪在晚上的消耗最高，早晨最低。这可能是在告诉我们早晨该吃更多的碳水，晚上该吃更多的肉……

此外，睡眠缺乏，会导致每天的热量燃烧减少 31~42 kcal[1]。

下午 4 点，你的最佳运动时间！

人一天的状态都是有起伏的，很多人喜欢早晨背书、晚上创作就是这个道理。同理，运动也是有最佳时间的。

如果是为了运动表现，下午 4 点开始肌肉的最大力量会达到高峰。

科学家们对比了不同时间内被试的运动功率，发现下午的时候肌肉的力量和爆发力都比上午更好。

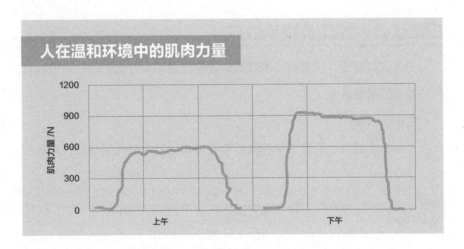

[1] Spaeth, A. M., Dinges, D. F., & Goel, N. Resting metabolic rate varies by race and by sleep duration. *Obesity*, 2015, 23(12):2349-2356.

对比图表中上午和下午两个时间段内的运动功率，不难看出，下午运动的肌电水平更高，力量也更大 [1]！

这一部分原因是我们刚提到的，下午 4 点左右人体的温度最高，相当于进行了被动热身，肌肉黏滞性变小，阻力变小，自然更方便发挥力量。

另一部分原因，是此时肌长度和肌张力都跟着加大了，因此力量也增大了。比如肌肉的最大自主收缩，与最低点相比，在下午将升高6%~18% [2]；再比如离心收缩和向心收缩也和人体的体温变化相似，在下午 4 点表现较好 [3]。此外肘关节的屈力量和背部力量在下午的时候也达到高峰 [4], [5]。

所以下午的时候去运动，你可以试着挑战更大的重量，让自己发挥出比以往更高的水平。

规律饮食，提高食物热效应！

另有研究发现，虽然规律的饮食对静息代谢率没什么影响，但是对食物热效应的影响很大。

食物热效应：

人体由于进食，对食物中的营养素进行消化吸收及代谢转化，从而引

[1] Racinais, S. Different effects of heat exposure upon exercise performance in the morning and afternoon. *Scandinavian journal of medicine & science in sports*, 2010, 20(s3):80-89.

[2] Drust, B., Waterhouse, J., & Atkinson, G., et al. Circadian rhythms in sports performance-an update.*Chronobiology international*, 2005, 22(1):21-44.

[3] Jasper, I.,Häuβler, A., & Baur, B., et al. Circadian variations in the kinematics of handwriting and gripstrength. *Chronobiology international*, 2009, 26(3):576-594.

[4] Guette, M., Gondin, J., & Martin, A. Time-of-day effect on the torque and neuromuscular properties ofdominant and non-dominant quadriceps femoris. *Chronobiology international*, 2005, 22(3):541-558.

[5] Coldwells, A., Atkinson, G., & Reilly, T. Sources of variationin back and leg dynamometry. *Ergonomics*, 1994, 37(1):79-86.

起身体能量消耗的增加。食物热效应越高，相对越有利于减重。

食物热效应与食物本身的成分、进食量、进食频率、进食方式等都有关。

比如从食物本身来看，脂肪和碳水的热效应为其热能的 4%~6%，蛋白质则能达到 30%~40%，这也是高蛋白饮食更减脂的原因之一。

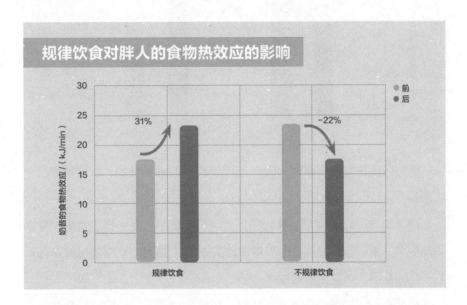

在一项对偏胖人群的研究中，规律饮食组，2 周后 3 h 内食物热效应上升了 31%！而非规律饮食组，2 周后 3 h 内食物热效应反而降低了22%[1]……

也就是说，规律饮食能让你在进食时，产生更高的食物热效应，消耗更多热量，从而帮助身体囤积更少脂肪，更有利于减重！

---

[1] Alhussain, M., Macdonald, I. A., & Taylor, M. A.Beneficial metabolic effects of regular meal frequency on dietary thermogenesis, insulin sensitivity, and fasting lipid profiles in healthy obese women. *American Journal of Clinical Nutrition*, 2005, 81(1):16–24.

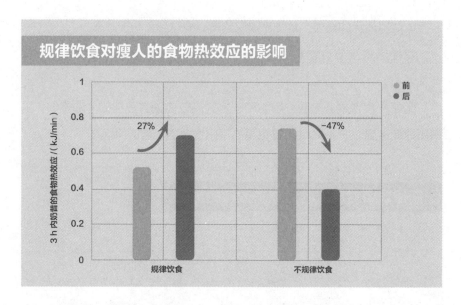

规律饮食对瘦人的食物热效应的影响

而对体重正常的人来说（BMI 22 左右），想保持体重，饮食规律也一样重要[1]。

规律饮食一段时间后，食物总热效应有所增加，吃一样的食物，身体消耗更多，更不容易发胖；而不规律地饮食，则会导致食物的热效应降低，吃一样的食物，结果更容易发胖……

也就是说，如果你的体重很正常，那规律饮食是帮你保持好身材的妙招之一；如果你还挺瘦，吃饭却特没规律，饥一顿饱一顿，那慢慢地，你会发现吃一样的食物，身体消耗得更少了，明明吃的不变，你却更容易吃胖了。

最后总结一下：

1. 在日常生活中，昼夜节律对热量的燃烧有着重要影响。

---

[1] Farshchi, H. R.,Taylor, M. A., & Macdonald, I. A. Decreased thermic effect of foodafter an irregular compared with a regular meal pattern in healthy lean women. *International Journal of Obesity & Related Metabolic Disorders*, 2004, 28(5):653-660.

2. 早晨 5 点热量燃烧最少，晚上 5 点热量燃烧最多。碳水化合物早晨消耗最高，晚上低，而脂肪则正好相反。另外，睡觉少会让你一天少消耗 40 kcal 左右热量。

3. 由于核心温度增加，下午 5 点左右最适合运动。此时，你的力量最大，体能最好，也最不容易受伤。

4. 饮食的规律虽然不影响静息代谢率，但是严重影响食物热效应，规律饮食可以增加热量的消耗。

5. 所以，保持良好和规律的运动习惯、饮食习惯，可以让你事半功倍！

2.8 坚持锻炼，体重却不动了？平台期怎么突破？

有过减肥经历的朋友大多都有过如下体验：减肥一开始，效果倍儿明显，肥肉腰围噌噌掉，减了一段时间后，体重似乎怎么都不见变化了？是不是到了该死的平台期?!

平台期，对关心自己体重体形的同学来说，绝对是最头疼的问题之一。

那么到底该如何判断自己是不是到了平台期？到了平台期，又该怎么做才能让体重继续掉呢？

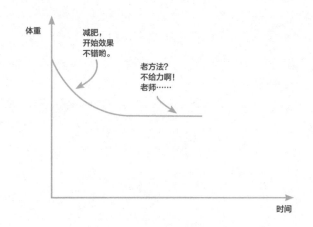

减脂平台期，是什么？为什么？

简单讲，减脂平台期就是在减肥过程中，以前有效的减肥方式不再那么奏效，即使加大运动量，或者吃得更少，也不能让体重体脂明显下降的阶段。

减脂平台期，某种意义上的确是存在的，可以看作我们的身体对之前减脂行为的一种适应模式。

当你刚开始减肥时，不论是少吃还是多动，身体都还来不及做出反应，保持着之前的习惯，于是你消耗得多了，自然也就瘦了……

不过，我们也曾经提到过，和主观的想变胖变瘦不一样，我们的身体和大脑，对体重有一套自己的想法和管理系统。体重出现大幅度的涨跌，在它们看来都是不合理、不安全的……

所以当身体发现你连续一段时间，都处于一种和以前不一样的能量负平衡状态时，它就会通过自我调节，努力让身体回到平衡状态，从而让你的体重保持不变。

所谓的"平台期"，也就可以看成身体习惯了你的减肥行为，让自己适应了这种模式，从而努力帮你保持体重不变的阶段。而想要突破平台期，就得先看平台期是因为哪种方式出现的。

减重，三大方式大 PK！

说到减脂减重，最常见的方式不外乎两大类，少吃（减少摄入）+ 多动（增加支出）。

如果分得细点，"多动"按运动类型不同，又主要分为力量训练和有氧训练两块。

也就是说，**少吃、有氧训练、力量训练**，是大家最熟悉也最常采用的**三大减重减脂方式。**

某种程度上，这三种减肥方式，都能达到一定的减重效果，当然方式不同，中长期看效果也不同。

举个简单的例子，假设你是一个刚工作的年轻人，想在 5 年内存一笔钱来买车，那你就得开源节流，开源就是多赚钱，节流则是少花钱。

● **少吃减脂 = 少花存钱**：放到减肥这件事上，如果把存钱这事看成你要减的重量，少吃就好比你节流。

通过减少支出来存钱，的确可以有一部分积蓄，不过带来的问题是生活质量的下降。而且由于基本的生活成本吃穿住行就在那儿了，你怎么减都会有存到极限的时候，也就是所谓的瓶颈。

要是走得极端些，想着饭都不吃了来省钱，结果就会导致身体变差，更容易生病，之后可能还得出去一笔医药费，得不偿失。

当然，除了少花存钱，你也可以选择再多赚钱，比如多加班做兼职，或者进行自我投资，上培训课等，让自己修炼修炼，提升技能，之后工资涨得更快。

● **有氧减脂 = 加班赚钱**：有氧运动就好比是加班，能赚钱，短期内见效也快，但是从长期看，想通过加班赚更多的钱，却是比较难的。

你一天工作 8 h，除去吃饭睡觉，剩下的加班时间也是有限的，而且加班费的增长空间也不大，想通过加班发家致富？难……

● **抗阻减脂 = 自我投资赚钱**：力量训练，则好比自我投资，多上培训课，通过提升技能来赚钱。从长期看，这应该是能最有效地实现资产升值的方式。但是带来的问题是，短期并不能见到明显效果，而且还可能需要为付学费额外支出点储蓄（好比为提高基础代谢先增肌，可能还会长 0.5~1 kg）。

如果你从头到尾只采用一种存钱方式，那效果肯定不好。

靠省钱，存不下多少，生活品质还差；靠加班，累垮了自己，还不一定能存到多少钱；靠投资升级技能，搞不好前期的投入根本撑不到你有回报。

减肥也是一样的道理，光靠少吃，只会跑步，只想增肌，都不能帮助你持续有效地减重，减着减着，你也就遇到了传说中的"平台期"。

平台期？换个方式再来！

"平台期"小自测

● 有氧训练一段时间后，发现体重不再减少。

● 力量训练一段时间后，腰围和体脂不再减少。

Tips: 通过控制饮食来减肥，并不能持续，如果你已经吃得很少，体重却丝毫不变，那可能身体已经默认你在节食状态了，建议赶紧正常饮食并通过训练提高基础代谢。（详见第二章"减肥＝摄入＜支出？毫无意义！"）

关于如何更高效地存钱，有经验的同学说了，谁规定只能选一样的，我省钱的同时又赚钱不是更好？没错啦，机智如你！换到减肥这事上，其实也是一样的道理。

遇到减脂平台期，如果只是采用老方法，比如跑得更久，吃得更少，并不会奏效！真正有用的，应该是尝试换个方式，或者几种减脂方式结合，重新刺激身体，突破所谓的"平台期"。

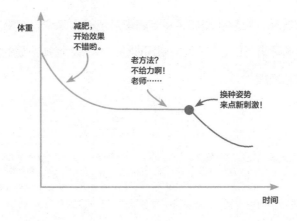

一开始控制饮食来减肥的同学，可以在控制饮食的同时加入一定训练量，尤其是力量训练，来增加你的基础代谢和热量支出。

　　在一项每周 2 次，共计 12 周，强度相近的力量训练和有氧训练实验中，力量训练明显提升了女性被试的基础代谢（相对地，有氧训练却让基础代谢降低了 1.2%）[1]。

　　另外，减脂减重过程中，相比有氧运动，力量训练导致的基础代谢下降也最少。

　　同样，采用有氧训练减脂的同学，也可以考虑加入力量训练，提高瘦体重含量和基础代谢。

　　而如果你本身就是用力量训练来减脂的，那么在体重下不去的时候，不妨在运动后来 20~40 min 的有氧训练或者高强度间歇训练，高效燃脂。

　　如果你原来就使用力量训练后做有氧的训练模式呢，那你可以考虑采用心肺-阻力循环训练这种新方式，帮助你增加热量燃烧的同时，训练体验也更好、更轻松。

　　心肺-阻力循环训练，是指将阻力训练和有氧心肺训练穿插进行的一种训练方式。比如先做一组力量训练，然后马上去做一组有氧训练，接着再进行下一循环。

　　科学家发现，对想要增加更多卡路里燃烧的人来说，将阻力训练与有氧训练交叉循环进行的心肺-阻力循环训练，会大大增加热量的燃烧，从而能更好地减肥减脂[2]。

---

[1]　夏其新. 不同运动处方对静坐少动人群身体成分的影响. 北京：北京体育大学，2012.
[2]　Benito, P. J., Alvarez-Sánchez, M., Díaz, V., Morencos, E., Peinado, A. B., & Cupeiro, R., et al. Cardiovascular fitness and energy expenditure response during acombined aerobic and circuit weight training protocol. *PLoS One*, 2016, 11(11):e0164349.

在一项来自马德里大学的实验中，研究人员找了 29 位年龄在 18 岁到 28 岁的经常运动者（3~5 h/ 周；男性 15 人，女性 14 人），让他们在三天内分别使用三种不同的训练方式进行训练。

其中，一种是固定器械重量训练，一种是自由器械重量训练，一种是阻力训练与有氧训练结合的循环训练。并且三组训练的运动时长均为 7 min 45 s，强度均为中高强度。

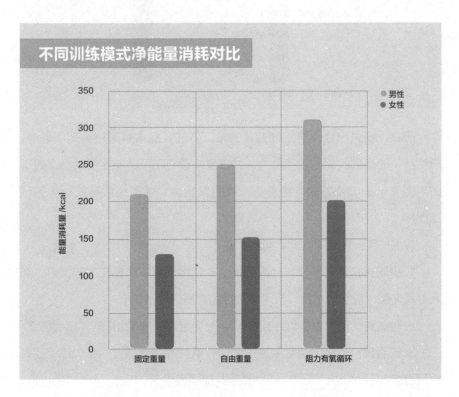

研究结果显示，无论男女，心肺-阻力循环训练的燃脂效率都最高。另外，实验还表明，循环训练除了可以燃烧更多卡路里，提升更多心肺功能以外，从主观运动强度感受来说，也更轻松、更好坚持！

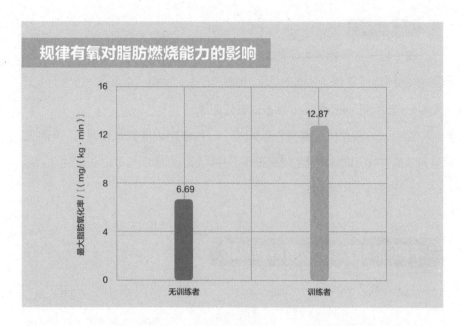

规律有氧对脂肪燃烧能力的影响

所以，相对而言，更正确有效的减肥方式，应该是通过合理的训练，增加身体的基础代谢和燃脂能力，并在身体适应了旧的减重模式后，时不时地变化一下训练方式，给身体不断的新刺激，才是持续有效瘦身的硬道理！

总结一下：减脂平台期，怎么突破？

1. **少吃党：** 绝对不要选择吃得更少！在保证基本热量摄入的同时，加入力量训练，增加瘦体重，帮助燃脂并提高基础代谢。

2. **有氧党：** 加入力量训练或者采用高强度间歇训练帮助身体持续燃脂。

3. **抗阻党：** 抗阻训练结束后，增加有氧训练、高强度间歇训练，或者采用心肺-阻力循环训练法，帮助燃脂并提高脂代谢。

2.9　颠覆！减肥，越简单才越有效！

据江湖传言：经常减肥、反复减肥的人，最终都会练就一项神技——全自动人脑热量计算器！

简单来说，就是对食物特别敏感，一看到食物他们脑子里就能唰唰唰蹦出其大概的热量值。而且他们还会严格规划自己每天只能吃多少，多吃了一口菜都必须再多跳 100 个跳绳，多做 300 个仰卧起坐……

不能吃的东西、不能碰的事就更是多了，脂肪不能吃，碳水不能吃，这不能吃那不能吃……

但你知道吗？**当你开始矫情地吃东西、过日子，你就已经胖了。**

严于律己，反而更难瘦？

事实上，**减肥健身的时候，吃得太"讲究"、太"健康"，不仅不一定能帮你瘦，反而可能适得其反，让你更难瘦哟！**

● 节食

最常见的节食，本章开篇就已经明确强调了，认为"减肥 = 热量 < 支出，毫无意义"！ 少吃或者不吃，这类节食减肥法，不但容易让你暴饮暴食，而且注定反弹，让你变成易胖体质！

● 完美食欲症

完美食欲症，是指一种急于吃"健康"或者"干净"食品，一旦吃了自认为"不健康"的食品就心情沮丧、产生巨大压力的心理疾病。

而这种吃法会让我们的生活充满约束，不能好好聚餐，不能正常吃饭，每天的精力全花在想怎么吃上了…… 并且一旦破功，直接破罐子破摔！

● 强制性运动

还有一种情况，是逼着自己去运动，逼着自己一定要运动满多长时间……

结果运动的过程中不享受，反而像上刑，把自己搞得精神压力巨大，一旦破坏了"健康"计划（像严格饮食一样），直接自暴自弃，陷入恶性循环……而且压力还会导致皮质醇激增，运动效果更是大打折扣！

打个比方，这就好比你越怕什么，越来什么……你越纠结于怎么样才能好好瘦不反弹，你就越可能减肥失败直线反弹！

想瘦，其实很简单！

难道想瘦下来，想保持身材真心那么难？难道一朝变胖，就再也没有机会成为瘦子了？

也不是！研究发现，那些长时间保持健康体重的人，控制体重的方式反而相对而言更简单、更轻松。

【研究背景】

康奈尔大学的研究人员，通过调查对比一部分健康的成年人的生活习惯，来分析到底是哪些行为，能帮助你维持健康和身材。

＊生活方式：包括饮食、锻炼、日常活动等内容。

结果表明，**大多数保持着好身材的苗条人士，其实并不会严格限制饮食或用强制性规定来维持体重**。相反，他们更倾向于养成一些简单、好执行的习惯来保持身材：

● 92% 的人清楚地知道哪些食物该吃，哪些要少吃；

● 50% 的人每周至少称一次体重；

● 42% 的人每周至少锻炼 5 次。

另外，调查结果还表明，这些将身体管理得棒棒的人，从不节食或者很少节食。

相对地，他们更喜欢用一些简单的限制性策略：

● 比如倾听内心的想法（饿了就吃，饱了就停）；

● 比如选择在家做饭，自己准备食物；

● 比如比起食物热量，更关心食物质量。

可以看到，比起那些强制性规定自己这个不能吃，那个不能喝，每天还得准点去运动打卡，以上这些**简单的、小小的饮食或运动改变，就显得轻松并且可执行得多。**

而且这种小小的改变，也更容易养成习惯和良好的生活方式，让你无压力、持续长久地保持下去！

轻松瘦，怎么做？

最后，我们来说点实用的：日常生活中，哪些小改变就可以帮你更好、更轻松地减重和维持体重呢？

1. 均衡饮食

要知道，想要瘦或保持好身材，比起什么都不吃，知道什么可以吃，什么尽量少吃，均衡饮食搭配，是更好的进食策略。

比如看得见的油脂要少吃，含糖饮料要少喝，买包装食品时多看看食品标签，吃饭用小碗可以吃更少，等等。

另外，虽然很多人都觉得吃早餐很重要，但是如果你本身没有吃早餐的习惯，也不用强迫自己吃……（具体内容可以参见第一章中的"减肥，早餐一定要吃好？"。）

2. 经常运动、规律运动

相比吃，运动与体重的关系可能更为紧密。运动减少，可能会比饮食增加更容易令人胖[1]。

美国北卡罗来纳大学的研究人员，在对比了近 5000 名不同年龄段的男女，运动习惯和饮食习惯对其体重、腰围的影响后发现：

1. 不同年龄组的人，随着年龄升高，都动得更少，吃得更多。

2. 几乎所有年龄组的人，其体力活动程度都与 BMI 和腰围呈负相关（而膳食质量却只在小部分年龄段里呈负相关）。

另外，规律运动相比平时不动，想起来才动一动什么的，也更有助于你减肥。

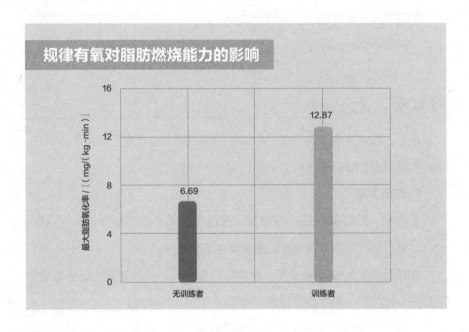

[1] Duffey, K. J., & Popkin, B. M.Energy density, portion size, and eating occasions: contributions to increased energy intake in the united states, 1977-2006. *PLoS Medicine*, 2011, 8(6):e1001050.

研究发现，规律的运动，可以很明显地增强你的脂代谢能力，规律运动的人，运动中燃脂的能力比不训练的人要高近 1 倍[1]。

不过不用非得逼着自己运动多长时间，只要保证运动强度，短时间内也能促健康，还更燃脂！

3.规律睡眠

规律的睡眠也是让你的生物钟正常运转，帮助身体恢复和休息的方式。

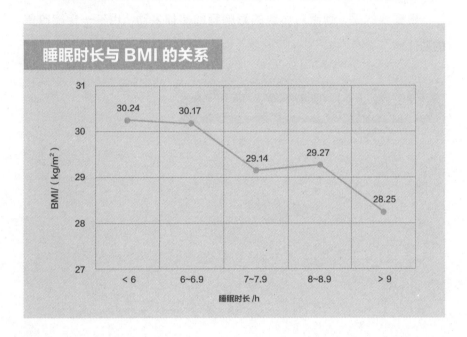

睡眠时长与 BMI 的关系

[1] 张勇，李之俊.训练者和无训练者脂肪氧化动力学与最大脂肪氧化强度研究.体育科学，2013，33(2)：61-68.

一项持续时间长达 5 年的研究发现，睡眠时间与 BMI 成反比：**睡眠时间越短，BMI 越高，**超重肥胖的可能性也越大！[1]

研究人员表示，睡眠对体重的影响，主要和身体里影响你能量摄入和消耗平衡的激素分泌变化有关[2]。

另外，睡眠不足也会导致自制力下降，让你更难抵抗美食的诱惑，并且更容易吃下更多的高脂、高热量食物。

更重要的是，**睡眠对体重的影响是即使你多动，也不一定能改善的哟！** [3]

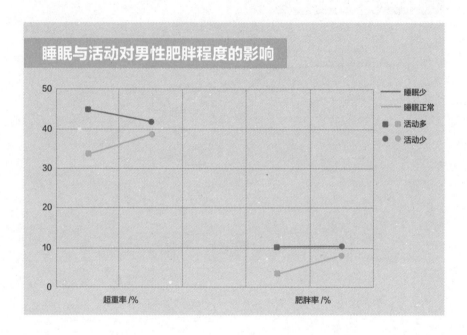

[1] Taheri, S. The link between short sleep duration and obesity: we should recommend more sleep to prevent obesity. *Archives of Disease in Childhood*, 2006, 91(11):881-884.
[2] 同上.
[3] 温煦，许世全. 睡眠时间、身体活动水平与肥胖的关系初探. 中国运动医学杂志，2009, 28(4): 367-371.

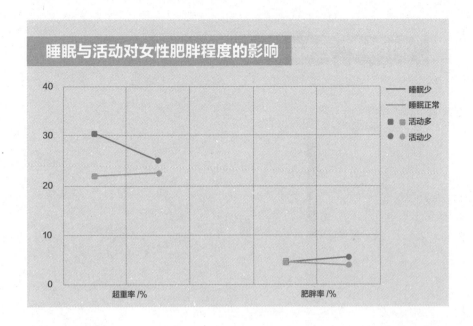

睡眠与活动对女性肥胖程度的影响

从图表可以看到，无论你动多还是动少，睡眠不足，都会导致你拥有更高的肥胖率和超重率（男同学更明显）。

所以最好还是规律睡眠，该睡睡，定点睡，不要随随便便地扰乱你的生物钟，让身体感到困惑啦。

4. 经常称体重

研究发现，经常称体重，更有助于你保持身材和减重。而相比每天上秤的人，一月不上一次秤的人不仅减肥会失败，而且体重反而会增加 1% 左右。[1]

---

[1] Helander, E. E., Vuorinen, A. L., Wansink, B., & Korhonen, I. K. Are breaks in daily self-weighing associated with weight gain. *PLoS One*, 2014, 9(11):e113164.

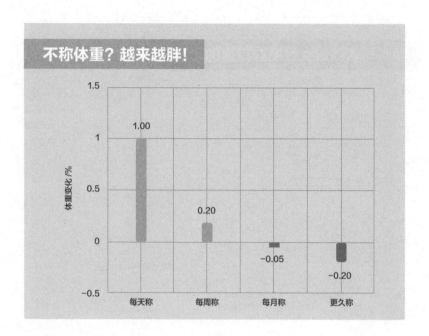

不称体重？越来越胖！

研究人员认为，这可能和称体重可以让你对自己的体形有更好的认识，从而能够帮助自己管理身材有关。

另外，我们在本章 2.3"减肥饮食，掌握五大要诀！"中提到的饭前喝水、细嚼慢咽、换小餐具等，也都是一些简单又可行的小方法。

总之呢，无论是为减肥还是为保持身材，都不应该急功近利。

要知道，我们的身体更倾向于将体重设定为它认为合适的值，而只有好的、轻松的、可持续的生活方式，才是让你持久保持身材的正途！

最后总结一下：

1. 减肥，保持理想体重，在某些人看来是一件需要非常抠细节的工作，他们会严格地计算自己的摄入量、运动量，甚至强制自己运动，或者患上完美食欲症。

2. 但其实与大家的想法相反，想瘦其实越简单越容易成功。大多数的苗条人士，并不会倾向于严格控制饮食或者过于精细的强制化规定，因为越精细、越强制，越难坚持。

3. 在这里分享一些简单的小习惯，可能会有助于你的减肥大业，比如我们介绍过的均衡饮食、规律运动，以及饭前喝水，把餐具换小一号，经常称体重，在家做饭，更关心食物质量而非热量等，都可以让你轻松享"瘦"。

2.10 维持减脂效果，必须做好这四件事！

很多人在减重、减肥初见成效后，都急着继续塑形、增肌，或者买小号衣服、上传照片等等。

不过，鉴于人体对脂肪和体重的控制是有一个设定点的。也就是说，**你的身体，实际上并不愿意轻易调整你的体重和体脂，它更想让你处于一个稳定的状态下。**

身体是 60 kg 就是 60 kg，体脂是 25% 就是 25%……你可以依靠节食、大量运动在短期内减轻体重。但身体也会想方设法通过调整你的基础代谢、食欲等，让你把体重涨回去……

这也是很多人体重很难下降、下降了又很难保持的主要原因。

所以，体重掉到让人相对满意的数字后，有四件事我觉得是尤为重要的。

➤➤**进行高强度间歇训练和抗阻力量训练：维持和保护你的基础代谢。**

在介绍节食并不能帮助大家高效减肥时，我们已经提到过它的危害之一：节食会导致基础代谢明显受损。

这就好比原来你一个月工资 1 万元，每月花 7000 元，你还能有结余。而当你工资降到 4000 元，如果每月照花 7000 元，最后一定会饿死……

没人会希望自己饿死，你的身体肯定也不想。所以当你的体重降低、热量摄入减少（降工资）时，它会通过降低你的基础代谢（降支出）来维持平衡。

而高强度间歇训练和抗阻力量训练，是提高和维持你基础代谢的一大利器[1]。

所以，无论你的体重是通过什么方式减下来的，你都需要通过高强度间歇训练和抗阻力量训练的方式，来对基础代谢进行保护。

➤➤ **补剂的间歇增敏。**

极致减脂的时候，很多有健身经验的朋友都会考虑搭配一些运动营养补剂。最安全适用的，莫过于咖啡因、肌酸、蛋白粉、BCAA（支链氨基酸）等。

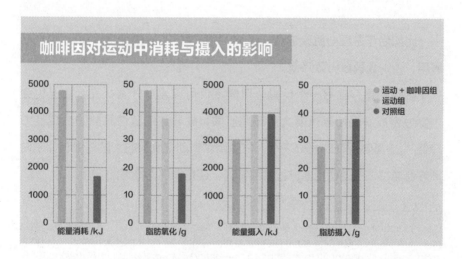

● **咖啡因**，可以促进运动中和运动后的脂肪、能量燃烧，明显提高运动的脂肪代谢，还可以提升运动中的肌肉力量和运动耐力表现[2]。

---

[1] Bryner, R. W., Ullrich, I. H., Sauers, J., Donley, D., Hornsby, G., & Kolar, M., et al. Effects of resistance aerobic training combined with an 800 calorie liquid diet on lean body mass and resting metabolic rate.*Journal of the American College of Nutrition*, 1999, 18(2):115-121.

[2] Schubert, M. M., Hall, S., Leveritt, M., Grant, G., Sabapathy, S., & Desbrow, B. Caffeine consumption around an exercise bout: effects on energy expenditure, energy intake, and exercise enjoyment.*Journal of Applied Physiology*, 2014, 117(7):745-754.

● 肌酸，可以比较明显地提升训练者的运动表现和恢复能力，增加肌肉力量，促进恢复，增长瘦体重[1]。

● 氮泵类补剂，可以促进肌肉充血，提高神经兴奋度和专注度，缓解疲劳，增加绝对力量和爆发力等[2], [3]。

然而，咖啡因、膳食硝酸盐和 β - 丙氨酸都有一个共同的问题：如果你长时间地摄入，你的身体会渐渐适应这类补剂，导致它们的作用下降。

比如平时大量喝咖啡的人，就会觉得咖啡的提神效果越来越不行……

比如治疗急性心肌缺血和心绞痛的硝酸甘油，只能救急，也不能长期服用，否则会导致药效降低。

肌酸则是存在另一个问题。肌酸不仅可以通过外源补充，自己也会内源性合成。而如果长期大量服用肌酸，会导致内源性肌酸的合成能力降低[4]。（虽然现在的研究表明，只使用常规剂量肌酸的大鼠并没有抑制内源性合成[5]，不过适当地进行肌酸循环，还是很值得推荐的。）

[1] Grindstaff, P. D., Kreider, R., Bishop, R., Wilson, M., Wood, L., & Alexander, C., et al. Effects of creatine supplementation on repetitive sprint performance and body composition in competitive swimmers.International Journal of Sport Nutrition, 1998, 7(4):330-346.

[2] Thompson, C., Wylie, L. J., Fulford, J., Kelly, J., Black, M. I., & Mcdonagh, S. T., et al. Dietary nitrate improves sprint performance and cognitive function during prolonged intermittent exercise.European Journal of Applied Physiology, 2015, 115(9):1825-1834.

[3] Okudan, N., Belviranli, M., Pepe, H., & Gökbel, H. The effects of beta alanine plus creatine administration on performance during repeated bouts of supramaximal exercise in sedentary men.The Journal of sports medicine and physical fitness, 2014, 55(11):1322-1328.

[4] 李斌，艾华，李显 . 大剂量、长时间补充肌酸对大鼠自身肌酸生物合成的影响 . 中国运动医学杂志，2014，23(6): 629-633.

[5] 李莉，李显，阎震，等 . 常规方法（冲击量＋维持量）补充肌酸对运动训练大鼠内源性肌酸合成影响的动态观察 . 中国运动医学杂志，2005，24(6): 659-664.

所以建议在搭配运动服用一段时间的补剂，达到阶段性减重目标后，花一周左右的时间，停掉所有咖啡因、肌酸的摄入，恢复身体对补剂的敏感度。

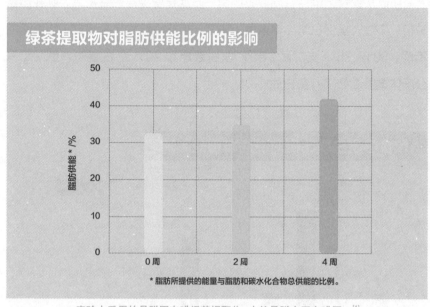

实验中采用的是脱因咖啡绿茶提取物，也就是脱去了咖啡因。[1]

如果工作需要你精精神神的，不能萎靡不振，又或者你还是想在运动前摄入增加脂肪消耗的饮品，你可以选择绿茶。

绿茶中主要的兴奋物质和减脂物质是儿茶素，并非咖啡因。[2]

注意：不建议选择红茶，红茶的儿茶素含量不够高，而咖啡因含量是绿茶的近 3 倍，和咖啡类似……

[1] Roberts, J. D., Roberts, M. G., Tarpey, M. D., Weekes, J. C., & Thomas, C. H. The effect of a decaffeinated green tea extract formula on fat oxidation, body composition and exercise performance. *Journal of the International Society of Sports Nutrition*, 2015, 12(1):1.
[2] 同上.

➤➤饮食：提高热量摄入，但保持合理的营养结构。

热量缺口，对短期的减脂是不可避免的。但从长期来看，这会导致力量下降、基础代谢受损等问题。

所以从饮食上维持减脂效果的第一步就是要提高热量摄入，弥补热量缺口。不过，虽然日常热量恢复上去了，但饮食结构还是建议采用高蛋白策略：30%~35% 蛋白质、50% 左右碳水和 20% 左右脂肪。也就是每公斤体重摄入 2~3 g 蛋白质。

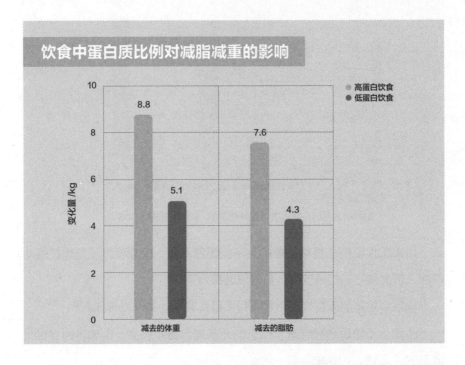

提高蛋白质摄入（2.0~2.4 g/kg 体重），可以减去更多体脂，保留更多瘦体重。[1]（详情可以参考 2.3 "减肥饮食，掌握五大要诀！"。）

---

[1] Skov, A. R., Toubro, S., Rønn, B., Holm, L., & Astrup, A. Randomized trial on protein vs carbohydrate in ad libitum fat reduced diet for the treatment of obesity. *International Journal of Obesity*, 1999, 23(5):528-536.

所以建议，减脂结束后，应该将热量摄入恢复到日常水平，不要再有热量赤字。

但是为了保持训练成果，建议每公斤体重摄入 2~3 g 蛋白质（根据训练和饮食波动调整）。**总蛋白质的摄入比例，建议超过日常总热量的30%。**

延伸阅读：姜黄素，控制体重防反弹

除了上述方式，日常饮食多吃姜黄素，也有利于防止体重反弹。

一项研究中，科学家专门研究了姜黄素对停止规律运动和热量限制的大鼠（就和冬天不想运动的你们一样）的代谢健康和体脂增长的相关影响。

科学家找了一群身体素质相近的大鼠，将它们随机分成 AB 两组，进行为期 3 周的第一阶段实验：

● A 组大鼠被要求进行规律运动（每天在轮子里跑圈）+ 热量限制（15~20 g/d，50%~65% 的自由进食量）；

● B 组大鼠则采用久坐不动 + 不限制热量的方式。

3 周后，科学家让规律运动以及热量限制的 A 组小鼠停止运动，又将它们随机分成 A1、A2、A3 三组，进行为期 1 周的第二阶段实验：

A1 组：停止运动，但仍限制热量摄入；

A2 组：停止运动，同时不限制饮食，可以自由进食（安慰剂组）；

A3 组：停止运动，同时不限制饮食，但每天要摄入 200 mg/kg 体重的姜黄素（姜黄素组）。

结果发现，停止运动还不限制热量摄入，会导致大鼠体重和体脂（尤其是内脏脂肪）明显增加；

停止运动和热量限制，但摄入姜黄素的大鼠，体重体脂增长受到明显抑制。

另外，摄入姜黄素的大鼠，胰岛素相关的代谢水平也表现得更好。与安慰剂组相比，姜黄素组大鼠的胰岛素 AUC（胰岛素释放曲线下面积）、HOMA-IR（稳态模型法）、CRP（C 反应蛋白）等相关指标明显更低。

科学家表示，这可能是因为姜黄素可以通过抑制糖皮质激素作用和身体炎症反应等，对控制体重和代谢健康有所帮助。

我记得以前看《美国临床营养学杂志》时，上面也写过：咖喱中的姜黄素可以帮助降低餐后胰岛素反应，还能促进能量代谢，使人消耗更多的热量，促进脂肪氧化，从而有利于预防肥胖。

所以冬天不想运动，又怕不动体重会反弹的同学，除了适当控制饮食，还可以在日常饮食中加一些姜黄素，对控制你的体重和代谢健康更有好处。

姜黄素应该怎么吃呢？ 一般来讲，咖喱是最好的摄入方式，咖喱如果做得对，热量也很低，我们在之前的《硬派健身：100 卡美食》中，就曾经介绍过极低热量接近 0 卡的咖喱叻沙（类似咖喱米线），有兴趣的朋友，可以学来做做。

参 考 文 献：Teich, T., Pivovarov, J. A., Porras, D. P., Dunford, E. C., & Riddell, M. C.Curcumin limits weight gain, adipose tissue growth, and glucose intolerance following the cessation of exercise and caloric restriction in rats. *Journal of Applied Physiology*, 2017,123(6)：1625-1634.

全文小结：想要维持减脂效果，你一定要做好下面这四件事：

1. 采用高强度间歇训练和抗阻力量训练，维持和保护你的基础代谢。

2. 花一周左右时间，停掉任何咖啡因、肌酸的摄入，恢复身体对补剂的敏感度。

3. 减脂结束后，不建议有热量赤字，但建议日常总蛋白质摄入比例超过总热量的 30%。

4. 姜黄素的摄入，有助于控制体重，防止节食反弹。

2.11 减肥药，能吃吗？

减肥药应该也算是减肥话题中躲不掉的一环。减肥药真的有效吗？能吃吗？有什么副作用吗？

先说结论：目前市面上很多减肥药，比如泰国减肥药，美国燃脂素等等，都不是什么正经减肥药，里面大多大量添加了违禁成分——西布曲明，对身体有极大伤害，绝不能吃。不过也有一些被国家批准的合法减肥药，接下来我们也会给大家介绍。

假减肥药的罪魁祸首——西布曲明

说到西布曲明，你可能没有印象。但说到减肥药——曲美，你肯定听说过。

"曲美"的主要有效成分就是"西布曲明"。而当年，它可能算得上中国最知名的减肥药品牌了（一些人可能还记得，"95 后""00 后"的朋友可能没什么印象）。

我国药品监督管理局曾经也确实批准"西布曲明"作为减肥药物。原因是"西布曲明"可以抑制去甲肾上腺素、五羟色胺的再摄取，从而达到抑制食欲、减少饥饿感的效果，并消耗脂肪组织促使机体产热来控制体重。

看上去很美，其实不仅伤身，而且没有什么用

很多人抱着"即使这玩意有问题，只要能减肥，我就吃"的心态，买

了西布曲明减肥药。

实际上结果未必能如你所愿……虽然确实有人服用了之后会出现体温升高、食欲不振等现象，但这个药并不能像上述发布的原因一样做到真正有效地减肥。

欧洲药品监管部门对西布曲明进行了一项大规模的临床实验，结果发现：使用西布曲明的被试减轻体重的只比使用安慰剂的人多了 2.5%，但是心血管风险却升高了 16%。

此外，FDA（美国食品药品监督管理局）也收集了 1998～2001 年三年内，397 份服用西布曲明者的不良反应报告。其中 152 例住院治疗，29例死亡。

所以，欧盟、北美和大洋洲陆续将西布曲明列为禁药。而中国也在2010 年禁止了西布曲明的生产、销售和使用。

其实，**西布曲明减肥的原理和毒品毒害人的过程真的很像：都是通过调节神经中枢来控制你的食欲。**所以，西布曲明除了导致心血管问题以外，还有导致类似躁狂、严重抑郁等精神障碍的案例。

你的减肥药里，有没有"西布曲明"？

如果你买到了国家药品监督管理局没批准的药物（话说……本来就不该能买到。不过，这种药物经常以"国外原装进口""美国减肥药""泰国减肥药"等名头出现）……

如果服用之后出现了以下情况，那么很可能你吃的减肥药里就含有西布曲明。

服用含有西布曲明药物后的特征：

1. 一周内减重超过 2 kg（单吃，不包括同时做运动、节食以及其他减

肥措施；毕竟西布曲明短期内急性降低了食欲）

2. 口干

3. 尿频

4. 心跳过速

5. 持续性体温较高

6. 频繁失眠

7. 口臭

8. 便秘

9. 头痛或头晕

10. 精神恍惚

一些含有咖啡因等刺激新陈代谢的药物，也可能会产生 2、3、6 等情况，不过肯定不会出现 1、8 等情况。咖啡因是合法的保健品添加物。况且咖啡谁都喝过，跟禁药比起来，咖啡导致的心跳加快、失眠等都在大家的认知范围内。

那么我国有没有经过批准的合法的减肥药呢？

还真有一个，我国目前唯一被国家药品监督管理局批准上市的非处方类减肥药——奥利司他。

国内唯一批准的非处方减肥药，奥利司他是什么？

奥利司他，是罗氏制药在 1998 年首先在新西兰研发上市的。1999年，FDA 批准其为处方药，允许在美国出售。2007 年，正式被 FDA 改成非处方药，意味着不需要医生的处方，也可以购买。

奥利司他对比其他的减肥药，可谓是销量惊人，1999 年在美国一上市，就取得了 6 亿美元的销售额。而 2007 年改成非处方药以后，销售额接近 20 亿美元。

在中国，奥利司他是唯一被国家药品监督管理局批准上市的非处方类减肥药。

奥利司他的作用原理，既不是食欲神经相关抑制，也不是血糖控制。它的作用机制，是脂肪酶抑制。 也就是说，它会抑制肠胃中负责消化脂肪的酶，从而减少热量的摄入，控制体重。

没错，这个药听上去效果非常不错。但是它有个副作用——脂肪泻，也就是会把所有吃下去的油，以油的形式，从屁股里拉出来……好处在于，这个副作用会明显让人感觉到自己在减肥。坏处则是，排油这种情况真的很尴尬，大家上网搜一搜就能知道……

奥利司他安全吗？有什么副作用吗？

奥利司他作为一种非处方减肥药，目前来看还是比较安全的，副作用比较少。

不过它的效果也不强，搭配饮食和运动的情况下，3个月大概减轻3%~5%的体重，可以说……也就和单独锻炼差不多了。长期来看，奥利司他没什么用。

奥利司他的安全性，目前得到了FDA、国家药品监督管理局等世界各大药监局的认可。

目前被认定的副作用有：头痛、背痛、肝肾损伤和过敏性休克等。而且，相对安全，不代表绝对安全，毕竟是药物。

如果你在看了上文的介绍后，依然觉得自己能接受，想试试。那我可以给你一些建议。

● **首先，奥利司他不适合长期服用。** 长期服用没啥用……还可能增加肝肾损伤的风险。

●其次，如果你胖是因为平时吃甜食、喝饮料或者主食太精、太细、太多等，那你吃奥利司他没啥用。如果你胖是因为平时吃红烧肉、大肘子、水煮鱼、重庆火锅等，主要热量来自脂肪，那么奥利司他的作用比较大。当然，副作用也大，注意第二天垫个卫生巾，或者随身带个干净内裤。

若非要试试，比较合适的方法是：

"救急，不救穷……"

除了每周一到两次大快朵颐的聚餐时间，其他时间不服用奥利司他。

聚餐可以选择食材很健康，但是烹饪方式很油的，比如红油火锅等。长期使用的话，还需要补充脂溶性维生素，比如维生素 A、维生素 D、维生素 E、维生素 K 等。

最后还是提醒一句，如果要买，请购买国家批准的那几家公司生产的奥利司他。此外，减肥药不是神药，并不能帮你快速成功减肥，只能起到辅助作用。安全性上也比不上运动补剂（比如咖啡因、蛋白粉、肌酸等），奥利司他确实有很多药物的副作用。

延伸阅读：FDA 还批准了哪些减肥药？

以下药物虽然是 FDA 批准的减肥药，但在国内，并没有全部得到批准，几个批准了的也都是处方药，需要在正规医院的医嘱下购买使用。

而且"是药三分毒"，个人建议如果不是体重基数非常大，没有胖到医生觉得需要搭配减肥药减重的程度，就还是依靠均衡饮食加科学运动减重并且改善体质更为有效。

● **芬特明－托吡酯**

芬特明和托吡酯是两种药物，结合组成的复方制剂有减肥的效果。

芬特明的作用是增加去甲肾上腺素浓度，让你更兴奋，从而燃烧更多热量。从这点讲，跟"瘦肉精"（肾上腺类神经兴奋剂）有点像。同时，它也可以抑制食欲。

托吡酯平时作为偏头痛和癫痫的治疗药物。不过它有一个副作用——抑制食欲，尤其是夜间进食。

FDA 批准了芬特明作为减肥的药物，但只能用于短期减肥，长期使用不确定是否有效果。但两种药物有协同效应，一起吃效果更好，副作用更少。所以厂商是把它们结合卖的。

副作用是心慌、头晕、血压高、口干、便秘等。

● 氯卡色林

氯卡色林也是抑制食欲的药物，作用于下丘脑。

FDA 的临床实验证实，它可以在一年内减轻 8% 的体重。此外，它有利于改善糖化血红蛋白指标，也经常被开给糖尿病人。

副作用比较少，一般是：恶心、头晕、头痛。

● 纳曲酮 - 安非他酮

两种看名字就觉得很恐怖的药物。

安非他酮和安非他命有点关系，也算是精神类的管制药物，主要用来治疗抑郁症；纳曲酮一般被用来戒烟，或者治疗酒精、毒品依赖，是阿片受体拮抗剂。

FDA 的临床实验证实，它也可以一年内减轻 8% 的体重。

副作用比较多，除了恶心、头痛等，还可能增加初期抑郁和自杀风险，以及升高血压，提升癫痫发病概率。

● 利拉鲁肽

原本是诺和诺德（胰岛素大厂）研制用于治疗糖尿病的药物，可以给胰岛素增敏，降血糖。它由于可以增加饱腹感，延迟胃排空，上市两年后，被批准用作减肥药。

临床证实一年可减轻 9% 的体重。价格比较贵，医生曾经给我母亲开过。由于当时需要自费，就没继续用。2017 年 7 月纳入医保了。患糖尿病的朋友，可以跟自己的医生建议一下，看看是不是适合用这个。

● 索马鲁肽

新上市的一种减肥药。依旧是胰岛素大厂诺和诺德出品。

诺和诺德的利拉鲁肽，由于效果差，一天一针到两针，不受市场的青睐。

而新药根据其公布的二期研究显示：每日一次注射治疗，进行 52 周（并随访 7 周），可使平均体重为 111 kg 的肥胖患者减重 16%（17.8 kg）。而运动、饮食联合安慰剂组仅减重 2.3%。

索马鲁肽原理跟利拉鲁肽差不多，都是抑制食欲，控制血糖，但跟利拉鲁肽不同，索马鲁肽一周打一针，很方便。

至于运动减脂补剂，主要起作用的成分是咖啡因，以及一些生物酸、生物碱。作用大多是促进训练过程中的减脂增加，如果不运动，就一点用没有……

3

CHAPTER

THREE

3.1 健身减肥，男女训练有差异？

二三十年前，我们国人大多会觉得健身只是男人的事情。毕竟在以前我们的审美看来，女孩子就应该瘦得像林黛玉一样，"I"形身材，没胸、没屁股、没有曲线才是美。

但是，近几年情况却有所不同了。随着一些流行时尚和文化的影响，国人也渐渐地知道了健康才是最重要的。

美好的身材，应该有紧实的身体、合适的腰臀比和优雅挺拔的身姿。所以健身塑形，也渐渐地成为女性在减肥过程中很关心的一点。

男性练力量，女性练有氧？

那么说到健身塑形，男性和女性训练的差异究竟是什么呢？

有人说，由于生理的差异，男女的睾酮分泌量大不相同。女性睾酮分泌少，没有办法很好地练出力量和紧实的肌肉。所以，女性不如只练有氧，不管抗阻力量训练。

男性的睾酮正常值大概为 9.45~37.45 nmol/L，女性则只有 0.21~3.01 nmol/L。这也是女性不容易练出肌肉，男性则可以练到很大块的原因。

女性的睾酮分泌量确实不如男性，不过你知道吗，女性对力量训练的收益却一点不比男性差。

睾酮决定了上限，而非决定了进步的程度。这就像两个学生学习，一个成绩 70 分，上限 100 分，但想向前进步 10 分相对需要付出很大努力。另一个学生的成绩是 30 分，上限 80 分，不过想进步 20 分却相对比较容易。

所以，对女性健身者来说，力量训练反而对你们的短期收益更大，能让你们更快、更坚实地打下健身的基础，获得力量、高代谢水平和紧实的身体。

归根结底，肌肉有着更高的密度和更高的消耗。密度上，肌肉是脂肪的 1.4 倍，如果你体重不变，身上的脂肪大部分换成肌肉，那么腰围、腿围都会小很多，视觉上也会瘦很多。

而代谢方面，如果保持日常的活动，肌肉的消耗可能是脂肪的 4 倍以上，肌肉越多，你就越不容易吃胖。

一项研究对比了男性和女性在健身中的力量训练收益。研究人员在 16 周的训练中，让两组男女进行系统的力量训练，最后对比了他们的力量收益和肌肉围度收益。

结果发现，**女性在力量收益上，要明显地强过男性**[1]。

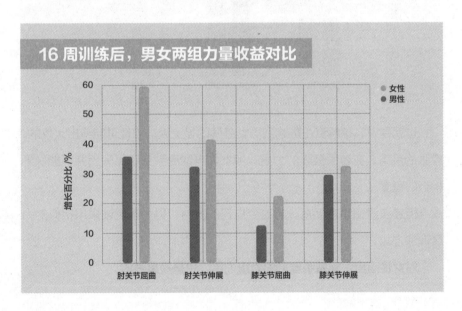

16 周训练后，男女两组力量收益对比

---

[1] Cureton, K. J., Collins, M. A., Hill, D. W., & McElhannon, F. M. Jr. Muscle hypertrophy in men and women. *Medicine & Science in Sports & Exercise*, 1988, 20(4):338-344.

与之相对的，男女的肌肉围度增加却没有太大的差异[1]。上臂周长两者的增加幅度一致（7.9%和7.9%）；肌肉横截面积增加的差异不是很明显（17.5%和20.4%，没有统计学差异）；大腿的增幅也没有什么太大差距（1.7%和2.3%）。

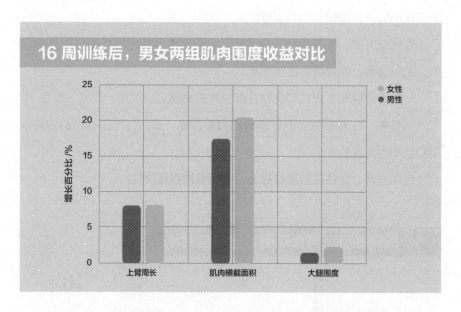

　　也就是说，睾酮真正影响到男女差异的是上限。男性可能练出大块的、夸张的肌肉，或者很极限的力量，但女性可能受到生理局限而并不能做到相当的程度。

　　但其实对初学者而言，想改变自己的身材，男女都应该采用相似的力量训练方式。

　　对女性而言，能减脂塑形的力量训练，也是很重要的。

---

[1] Cureton, K. J., Collins, M. A., Hill, D. W., & McElhannon, F. M. Jr. Muscle hypertrophy in men and women. *Medicine & Science in Sports & Exercise*, 1988, 20(4):338-344.

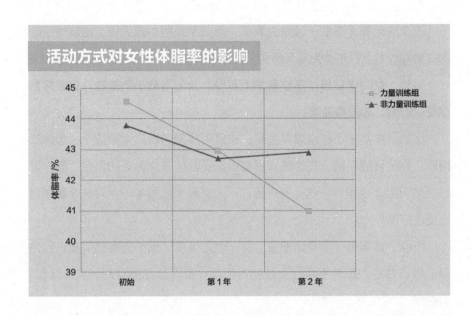

活动方式对女性体脂率的影响

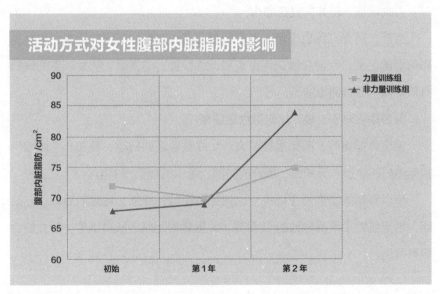

活动方式对女性腹部内脏脂肪的影响

宾夕法尼亚大学的一项研究表示，每周两次的力量训练，比其他运动形式更能改善女性的体脂率和腰围[1]。

另外，**女同学训练，不要害怕上重量。全部用最小的哑铃，只会导致你花了时间，却没有效果。**

比如很多女孩子都说想要翘臀，却只用 3 磅的哑铃做硬拉……但你知道吗，你的臀腿肌群，在你跑步时都得承受几倍于你体重的力量，而你硬拉居然只用 3 磅哑铃，这么看不起它，人家臀大肌根本不会对这个重量做出反应好吗！

所以，其实每一个身体部位，每一个大肌群，无论男女都需要进行力量训练。力量训练并不会让女性变得粗笨，反而让你的身材紧实、优雅、有曲线。

男女训练，差异究竟在哪儿？

当然，男女训练也不是一点区别都没有：对身材不同的追求、男女身材薄弱的区别，都会导致训练重点和训练设置上的差异。男女训练的确是有所不同、各有侧重的。

身姿矫正对于女性，比对男性更重要

相比体能更好、肌肉围度更大，女性健身运动初期，更关心的是如何拥有更好的体形：天鹅颈、展开的肩部、笔直的腿部线条等等。

所以专项的身姿矫正训练，比如针对圆肩、探颈、骨盆前后倾，以及因为后天肌力不平衡导致的 O 形腿、X 形腿等问题的改良训练，对女性会更有帮助。

---

[1] Schmitz, K. H., Hannan, P. J., Stovitz, S. D., Bryan, C. J., Meghan, W., & Jensen, M. D. Strength training and adiposity in premenopausal women:stong, healthy,and empowered study. *American Journal of Clinical Nutrition*, 2007, 86(3):566-572.

此外，由于男女的生理结构、相关肌力，以及激素分泌等差异，**女性在运动中膝盖更容易受伤，尤其是膝盖前十字韧带损伤的概率，是男性的2~10 倍** [1], [2], [3] ！

● **生理结构差异：**

女性骨盆比男性更宽，这就会导致运动中双膝更容易内翻，膝关节承受更大压力，更容易造成韧带损伤。

● **肌肉力量差异：**

大腿后侧的腘绳肌群（包括股二头肌、半膜肌、半腱肌），和前十字韧带一样，都负责预防胫骨向前移动和股骨向后滑动，帮助维持膝关节的稳定。

女性的腘绳肌群相对更弱，于是前十字韧带在运动中要相应地承受更大压力，也就更容易受伤。

另外，女同学的臀部和核心肌群相对也比较弱，这也会导致运动中股骨更容易向内侧转动，增加膝关节的受伤概率。

● **激素分泌差异：**

还有研究发现，女性在排卵期，由于雌激素升高，膝关节附近的肌肉收缩能力最弱，十字韧带最容易受伤（是其他时段的 3 倍之高）[4]。

[1] Arendt, E. A., Agel, J., & Dick, R. Anterior cruciate ligament injury patterns among collegiate men andwomen. *Journal of Athletic Training*, 1999, 34(2):86-92.

[2] Gwinn, D. E., Wilckens, J. H., Mcdevitt, E. R., Ross, G., & Kao, T. C. The relative incidence of anteriorcruciateligament injury in men and women at the united states navalacademy. *American Journal of Sports Medicine*, 2000, 28(1):98-102.

[3] 李康华，罗令，雷光华，等 . 前交叉韧带不同断裂程度对内侧半月板后角生物力学特性的影响 . 现代生物医学进展，2008，8(8)：1488-1491.

[4] Mandelbaum, B. R., Silvers, H. J., Watanabe, D. S., Knarr, J. F., Thomas, S. D., & Griffin, L.Y., et al. Effectiveness of a neuromuscular and proprioceptive trainingprogram inpreventing anterior cruciate ligament injuries in female athletes. *American Journal of Sports Medicine*, 2015, 33(7):1003-1010.

而男性相对分泌较高的睾酮则会增加膝关节前十字韧带的强度，从而让男同学更不容易膝盖受损[1]。

所以女性在健身训练过程中，要尽量选择对膝关节压力更小的动作，防止膝盖受伤。

男女健身，训练重点上的差异

具体的健身动作上，男女健身，其实 80% 的计划都是类似的：以大肌群、能改善身姿的肌群为主，比如胸、背、臀、腿等。但是毕竟女性追求的体形，跟男性略有不同。**应该很少有女性希望自己越练越宽，所以所有横着长的肌肉，女性可以减少甚至不设置专项训练。**

横着长的肌肉有哪些？比如大腿外侧肌群、三角肌中束、背阔肌外缘、小腿肚子的腓肠肌等。拿背部举例，对于男性，背部训练的重点在于让整个人的背部轮廓向外扩展，这样可以让你的体形看起来是完美倒三角形：肩宽、背厚、腰细。

那么想要拥有这样宽阔有力的背部，男性朋友应该重点训练哪里呢？首先当然是背阔肌，它是背部也是上半身最大的肌群，直接决定了你背部的整体形态和整个上半身的宽度。

其次则应该锻炼你的斜方肌上部以及大圆肌，它们决定着你背部的厚度，会让你看起来更加霸气有力（当然，如果你是高手，任何肌群都该是你的重点，不该有所遗漏）。

---

[1] Romani, W. A., Belkoff, S. M., & Elisseeff, J. H. Testosterone may increase ratanterior cruciate ligament strength. *Knee*. 2016, 23(6):1069-1073.

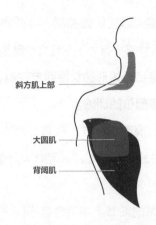

斜方肌上部

大圆肌

背阔肌

　　男性背部训练的重点肌群都是身体轮廓最外边的肌肉，比如斜方肌是上背部的轮廓最外缘，大圆肌是手臂腋窝处的最外缘，而背阔肌则是腋下到腰际的轮廓最外缘。

　　女性朋友最害怕的应该是练背却把整个人都练宽了，看上去虎背熊腰，或者是斜方肌上部练得太发达，结果让自己看起来有点溜肩。所以背阔肌、斜方肌上部这些肌群，女性不用过于锻炼。

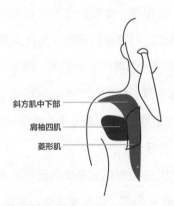

斜方肌中下部

肩袖四肌

菱形肌

　　女性练背的重点，在于背部的中心区域，比如肩袖肌群、斜方肌的中下部、深层的菱形肌等等。这些肌群可以让女性的背部看起来优雅、丰润、挺拔，但又不会过于宽阔或发达。

另外，很多前后身姿问题，比如圆肩、高低肩、翼状肩胛等，并不是因为大肌群没力量（大肌群都很有力），而恰恰是因为中小肌群比较薄弱。

所以，对**想要改善身姿和体形的女性朋友来说，应着重斜方肌中下部、肩袖肌群、三角肌后束等部位的训练。**

胸部、臀部、腹部、肩部也一样，都有各自的训练差异。我们以后也会慢慢详细地写到不同性别训练的重点、动作、计划、方法。

最后总结一下：

1. 男性和女性在训练的细节上当然会有不同，但绝对不是代表女性就不该练力量，实际上，女性做力量训练，一开始会比有氧运动（如跑步等）对减脂更有效。

2. 瘦体重（肌肉）的增加，会让你的身体更紧致。肌肉的密度是脂肪的 1.4 倍，肌肉越多，你的腰围、腿围越小，同时，肌肉在日常运动中，可以让你消耗更多，吃多也不胖。

3. 女性不要担心自己练成"金刚芭比"，因为女性的睾酮分泌只是男性的几十到几百分之一。但是，女性锻炼的收益并不低，对于初学者，女性的肌肉增长与男性类似，力量增长更强。同样都是 0 分，女性努力能更快到 60 分，上限是 80 分，而男性上限更高，能到 100 分。

4. 男女真正的训练差异，体现在受伤风险和细节上。女性由于生理结构、肌肉力量和激素分泌等原因，膝关节的受伤概率是男性的 2~10 倍，所以训练中更应该注意护膝。

5. 从训练细节上，女性应避免太多横向增长的专项肌肉训练，比如背阔肌、三角肌中束、腹外斜肌等，避免身体变得更宽。

3.2　计算生理期，就能帮助减肥，大吃不胖？

生理期减肥法（或叫"经期减肥法"），女性朋友可能都略有耳闻，是指利用月经周期的不同阶段的特点来帮助减肥瘦身。

什么是经期减肥法？

有观点认为，女性由于月经的存在，身体内的激素处于波动变化中，可以利用这种变化帮助减肥。比如月经期间身体虚弱，所以最好不要运动，多吃点补补；黄体期身体体温高、代谢高，多吃也不胖……

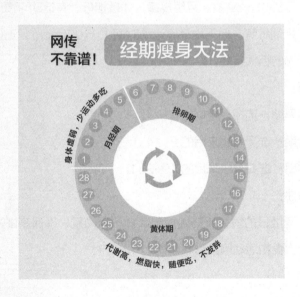

"经期减肥法"的存在，让很多平时努力克制饮食的女同学，有了一丝生活的"希望"：每个月就盼着黄体期那段时间，各种蛋糕、红烧肉、巧克力使劲吃，恨不得把平时拼命克制的食欲，一次性发泄干净。

当然，也有人趁着经期中或者结束后疯狂运动。不过，经期真的更有助于减肥吗？

大姨妈，真的能助你瘦？

一项研究对比了女性在月经周期的不同阶段，进行相同强度运动时，身体的能量消耗、氧耗水平、相关心率水平等各参数的变化。

【实验背景】

科学家研究对比了 12 个女性被试，在月经周期三阶段内，进行相同强度的运动（90 min 功率车，耗氧量 50%）时，身体各项参数的变化。

被试：

女性、年龄 18~39 岁、月经规律、体重相近、有运动习惯（非竞技运动员或高水平训练者，但平均每周运动时间大于 90 min），无任何会影响月经激素分泌的相关疾病。

测试日：

● 卵泡早期：选择月经期的 1~4 d;

● 排卵期：选择月经来后的 8~11 d;

● 黄体期：选择月经来后的 19~23 d。

实验备注：

被试从测试日的前 3 天开始控制饮食和运动量，确保测试过程中的相关数据不受饮食和活动因素影响。

研究过程中，根据血清里的雌激素和孕酮水平来确定被试处于哪个生理周期阶段。

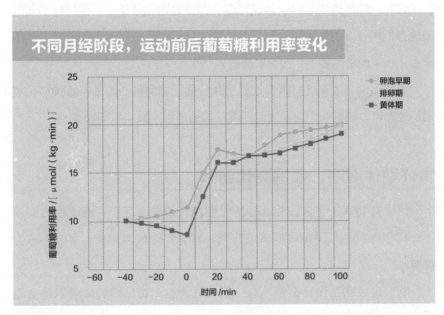

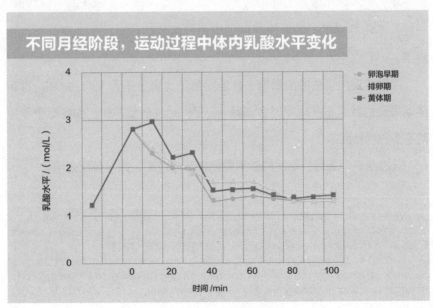

可以看到，相同运动强度下，身体内的能量消耗和氧化水平、体内乳酸水平等基本相似，和处于什么月经阶段并没有明显相关性[1]。

在另一项研究中，科学家也发现，即使是职业运动员，在月经不同阶段进行相同强度的体力活动时，其体内的能量物质氧化水平和葡萄糖利用率变化水平也甚为微小，没有显著差异[2]！

也就是说，如果你觉得自己处于月经周期里的某一阶段，身体消耗能量的能力可以增强，而想要借此多运动加强燃脂，其实并不靠谱……

黄体期体温高，会提高代谢？

这边有同学说了，即使运动的燃脂消耗没什么区别，那吃的方面总不一样了吧！不都说黄体期体温升高，身体新陈代谢加快，多吃也不会胖嘛！

嗯，这点倒是没什么错，对一般女性而言，黄体期的体温的确会略有升高，差不多也就是 0.3~0.5 ℃……（顺带一提，这种体温上升程度，一般并不容易察觉，如果你明显觉得自己黄体期体温过高，那可能是发烧了。）

换算成直接可估的热量值，假设你基础代谢是每天 1200 kcal，那黄体期每天也就差不多比平时多消耗 47~78 kcal 热量，嗯，你多吃个苹果差不多也就补回来了……

总的来说，靠月经期间的激素变化来帮你减肥，并没有什么用。

[1] Vaiksaar, S., Jürimäe, J., Mäestu, J., Purge, P., Kalytka, S., & Shakhlina, L., et al. No effect of menstrual cycle phase on fuel oxidation during exercise in rowers. *European Journal of Applied Physiology*, 2010, 111(6):1027-1034.
[2] Horton, T. J., Miller, E. K., Glueck, D., & Tench, K.No effect of menstrual cycle phase on glucose kinetics and fuel oxidation during moderate-intensity exercise. *American Journal of Physiology Endocrinology & Metabolism*, 2002, 282(4):E752-E762.

既不能帮你大量燃烧脂肪，对减肥或者"多吃不胖"也没有实际辅助作用，**想要瘦，关键还是要坚持运动和合理饮食。**

总结一下：

1. 生理期减肥法不靠谱。研究表明，只要运动强度不变，你身体内的能量消耗、氧化水平、乳酸水平等基本相似，和月经周期并没有什么关系……

2. 此外，即使是日常代谢消耗，在经期不同时段，燃脂效率也基本无差别（最多半个苹果的热量），吃多照胖不误。

3.3　大姨妈来了，该怎么安排运动？

上一篇我们讲了：经期减肥不靠谱。

那么估计又有女性朋友要问了：那来大姨妈运动靠谱吗？大姨妈来了，还能运动吗？

先说结论：经期进行中等强度的适当运动和健身，不仅不会对身体造成伤害，而且对缓解痛经、促进身体健康都有积极的作用[1]。

经期运动，缓解疼痛、更健康

经期运动可以缓解疼痛，这一方面可能是因为经期运动可以**促进体内血液循环、减低经期盆腔充血**，并通过腹肌、盆底肌的交替收缩和舒张，更好地促进经血排出，减少不适感的持续时间，让你不再感觉小腹下坠、腹痛[2]。

另一方面，经期运动也**有助于精神愉悦**，可以更好地减轻经期烦躁、焦虑、困倦等症状，让你觉得更轻松。

当然，经期运动，也不是无所顾忌，什么都可以做。毕竟身体还处于一个比较敏感、脆弱的时期，免疫力也比较低，不太适合太大运动量的训练，否则更容易疲劳，也容易受伤。

---

[1]　马亚妮.女大学生经期体育活动与痛经发生率的研究.浙江体育科学，1996(3)：52-55.
[2]　徐琳，李海建.科学运动对女大学生月经期情绪因素影响的调查与研究.中国科技信息，2009(10)：229-231.

下面几条是经期内的运动注意事项，经期内运动，要更贴心照顾自己！

经期运动，怎么运动更合理？

● **经期运动的注意事项**

1. 强度要适宜，过于剧烈的跑步、高强度间歇训练等，容易导致身体疲劳和受伤，不太合适；

2. 尽量减少单纯针对下肢的骨骼肌、骨盆底肌训练，以免盆腔充血，所以腹部及臀腿专项训练也不太合适。

● **经期运动的建议训练方式**

部位：建议以全身训练为主，增进全身血液循环，缓解经期身体不适。

力量训练：更加推荐中轻负荷的健身房固定器械，负荷较小，重量可控，安全可靠。

有氧项目：在健身房可以选择椭圆机、划船机等上下肢都参与的项目，也可以采用快走和慢走交替的高强度间歇训练，需要注意的是，经期内不太建议跑步哟（离心冲击较大，而且又正好是下肢主要负责）。

为减肥、为健康，还得靠日常运动！

需要强调的是：日常多动动，对于女性缓解经期疼痛也有很大的帮助。

很多实验已经证明，**有运动习惯的女生，痛经概率明显低于一般不太运动的女生，而且经期综合症状也轻得多**[1]！

---

[1] 徐琳，李海建.科学运动对女大学生月经期情绪因素影响的调查与研究.中国科技信息，2009(10)：229-231.

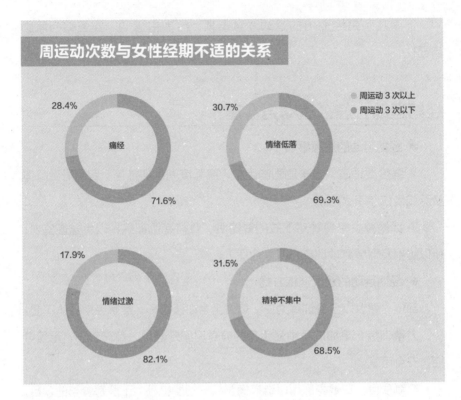

周运动次数与女性经期不适的关系

周运动 3 次以上
周运动 3 次以下

痛经
28.4%
71.6%

情绪低落
30.7%
69.3%

情绪过激
17.9%
82.1%

精神不集中
31.5%
68.5%

　　可以看到，经常运动的女同学（一周运动 3 次以上），比运动较少的同学，大姨妈时要来得舒爽得多！

　　总结一下：

　　1. 月经来时可以运动。

　　2. 经期内进行适当的、中等强度的健身运动，不仅不伤身，还可以缓解痛经，不过经期内运动，需要注意强度要适宜，同时尽量减少下肢骨骼肌、骨盆底肌训练，避免盆腔充血。

　　3. 日常保持规律运动，可以更好缓解经期综合症状。

3.4 运动减肥后，大姨妈不来了怎么办？

女性朋友在开始运动减肥后，大姨妈不规律，甚至出现大姨妈不来了的情况，其实还挺常见的……

不过，常见并不意味着就正确。本章我们就来说说：为什么运动减肥会导致大姨妈离家出走？大姨妈不来了该怎么办？

运动减肥后，大姨妈不来了？

运动减肥后大姨妈不来的主要原因，有两个：

● 过度训练

● 极端饮食

这些都会让身体觉得你遇到什么意外状况了，于是启动了自身的保护机制，调节各种激素分泌，其中就包括不来大姨妈。

运动过度，大姨妈被吓跑了？

研究发现，运动过度会使生殖轴受抑制，从而导致运动性月经失调，甚至闭经[1]。

需要注意的是：这里的"运动过度"，主要指的是训练量过大、训练

---

[1] 王人卫，陆爱云，陈佩杰，等. 递增负荷的运动性闭经动物模型的建立. 中国运动医学杂志，2000，19(3)：293-296.

时间过长的"过度"，并不是指高强度、短时间的 HIIT。（研究表明：高强度间歇训练，在饮食均衡的情况下，并不会导致姨妈出走！）

这也是为什么同样都是高强度、大运动量的运动，长跑运动员月经失调的发生率比篮球运动员更高，从事耐力训练的运动员也有比较高的闭经发生率[1]。

有数据表明：女性长跑运动员中，月经失调的比例占 20%；而在芭蕾舞练习者中，这种比例甚至高达 50%~75%。

吃得太少，更容易吓跑大姨妈！

不过，对大多数女性朋友来说，你们的运动量还远没有达到让你们不来大姨妈的程度……

不来大姨妈更主要的原因其实是—减肥，你们就不会好好吃饭！

研究表明：日常能量摄入不足，营养不均衡，也是导致女性大姨妈不来的主要原因之一。[2] 因为长期营养摄入不足，也会明显抑制生殖激素的分泌，导致月经功能失调！[3] 同样训练强度的运动员，出现闭经的，大多数其实都是营养摄入明显过低导致的……

大姨妈不来，怎么办？

那大姨妈不来该怎么办呢？对于不好好吃饭的同学，正确地补充能量，

[1] Dusek, T. Influence of high intensity training on menstrual cycle disorders in athletes. *Croatian Medical Journal*, 2001, 42(1):79-82.

[2] Williams, N. I. Lessons from experimental disruptions of the menstrual cycle in humans and monkeys. *Medicine & Science in Sports & Exercise*, 2003, 35(9):1564-1572.

[3] Nicol, L. M., Rowlands, D. S., Fazakerly, R., & Kellett, J. Curcumin supplementation likely attenuates delayed onset muscle soreness (doms). *European Journal of Applied Physiology*, 2015, 115(8):1769-1777.

是帮大姨妈"回家"的第一步[1]！

科学家发现，**在不改变运动强度的情况下，补糖干预，可以缓解运动过度对生殖轴激素底物和能量代谢激素的影响，一定程度上改善运动性闭经问题。**[2]

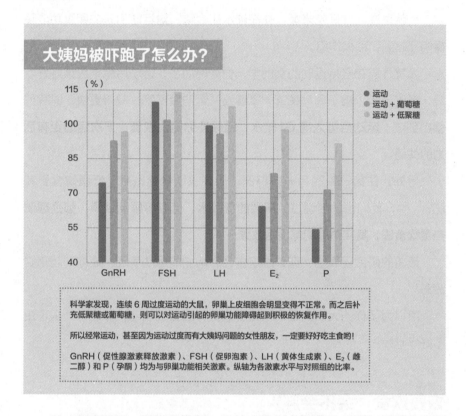

大姨妈被吓跑了怎么办？

图中图例：运动 ● 运动 + 葡萄糖 ● 运动 + 低聚糖

科学家发现，连续 6 周过度运动的大鼠，卵巢上皮细胞会明显变得不正常。而之后补充低聚糖或葡萄糖，则可以对运动引起的卵巢功能障碍起到积极的恢复作用。

所以经常运动，甚至因为运动过度而有大姨妈问题的女性朋友，一定要好好吃主食哟！

GnRH（促性腺激素释放激素）、FSH（促卵泡素）、LH（黄体生成素）、E₂（雌二醇）和 P（孕酮）均为与卵巢功能相关激素。纵轴为各激素水平与对照组的比率。

在一项实验中，科学家发现，连续 6 周过度运动的大鼠，卵巢的上皮

[1] De Souza, M. J., Van, H. J., Demers, L. M., & Lasley, B. L. Luteal phase deficiency in recreational runners: evidence for a hypometabolic state. *Journal of Clinical Endocrinology & Metabolism*, 2003, 88(1):337-346.
[2] Zhao, C., Liu, X. L., Hong, R. X., Li, H., Li, R., & Wang, R. W., et al. Effects of carbohydrate supplements on exercise-induced menstrual dysfunction and ovarian subcellular structural changes in rats.*Journal of Sport and Health Science*, 2014, 3(3):189-195.

细胞会明显变得不正常。而之后补充低聚糖或者葡萄糖，则可以对运动引起的卵巢功能障碍起到积极的恢复作用。

可以看到，补充了糖（低聚糖、葡萄糖）的大鼠，体内和卵巢功能相关的激素水平，明显向正常值靠拢。

也就是说，好好吃米饭，补充碳水化合物，对运动引起的卵巢功能障碍明显起到了积极作用。

尤其是还在坚持运动的女同学，你动都动了，运动后就更应该好好吃饭，多吃米饭（糖）啊！在第一章辟谣"运动后不吃，瘦得更快"时我们就提到过：**运动后摄入高 GI 碳水，是保证你更快恢复，下次运动更有活力的关键。**

另外，在第一章的另一条辟谣"低碳水饮食更减肥？低脂饮食更减肥？"中，我们也已经说过：**所谓的低碳水、低脂等限制饮食，都是限制热量饮食法，其实对减肥都没啥效果⋯⋯**

最新的研究还表明：低碳水饮食会影响你的运动表现，让你动起来更疲惫！

所以为了你的大姨妈正常，为了能更有活力地运动，你还有什么理由不好好吃饭？

恢复饮食，会不会胖？

有些同学可能担心：我已经长时间地进行低卡低碳水饮食了，恢复饮食后，会不会体重噌噌反弹啊？

还是前面那个研究：科学家发现，卵巢功能紊乱后，采用不运动、安静恢复组的大鼠体重剧增，而采用运动中补糖组的大鼠，体重并没有上升！

也就是说，女性朋友，如果你们好好运动了，就不要担心多吃那一碗饭，体重就会噌噌反弹，好好吃饭加上规律运动，保证你们大姨妈能乖乖回来，而且身体也照样棒！

最后总结一下：

1. 运动过度和节食，是月经周期紊乱或停止的关键原因。

2. 研究发现，补充碳水化合物，比如多吃淀粉类食物、水果等，可以促进恢复运动过度或节食带来的月经不来或者周期紊乱问题，缓解生殖轴底物和能量激素代谢的影响。

3. 恢复碳水摄入，搭配合理运动，不会让你胖得更快，反而能让你训练效果变好，训练起来更轻松。

3.5　只要动一动，皮肤年轻 20 岁？减肥皮肤松弛怎么办？

衰老，尤其是皮肤衰老，是男性女性都关注的话题。平时，面对市面上琳琅满目的美容养生产品，为了能保持年轻，很多人也是一掷千金……

但你知道吗？大多数美容养生产品，其实都存在着严重的夸大宣传。比如胶原蛋白吃了并不能补充脸上的胶原蛋白，酵素、青汁压根没有宣传的那些"排毒养颜"的神奇疗效。

防晒倒的确可以通过降低外界光照和氧化造成的皮肤伤害，缓解皮肤衰老。除此之外，真正能让皮肤抗衰老的有效方式，其实是运动！

运动，能使皮肤更年轻？

没错！运动确实能使你的皮肤更年轻！

美国《医学日报》上一项最新的研究表明：**每周进行一定时间、有规律的运动，就能让皮肤保持年轻，甚至逆转皮肤老化进程。**

【相关研究】

加拿大麦克马斯特大学的研究人员，在做小鼠实验时，发现经常运动的小鼠，毛更长，色泽也更鲜亮。由于人类的皮肤就像小鼠的皮毛一样存在于体表，研究人员推测运动可能也能使人类的皮肤变得更好。

为了论证此推测，研究人员召集了一批年龄在 20 至 86 岁之间的志愿者，根据他们平时的运动量，将其分为两组：一组在生活中通常进行每周≥4 h 的有氧运动，另一组在生活中习惯于久坐不动（运动≤ 1 h/ 周）；

接下来，按年龄又将每组分为三组（20~39 岁，40~64 岁，65~86 岁；每组 11~19 人），从而进行双向横截面分析（双向：不同年龄段和不同运动水平）来比较他们的皮肤状态。[1]

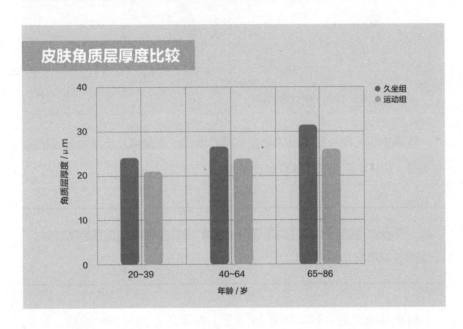

[1] Crane, J. D., Macneil, L. G., Lally, J. S., Ford, R. J., Bujak, A. L., & Brar, I. K., et al.Exercise-stimulated interleukin-15 is controlled by ampk and regulates skin metabolism and aging. *Aging Cell*, 2015, 14(4):625-634.

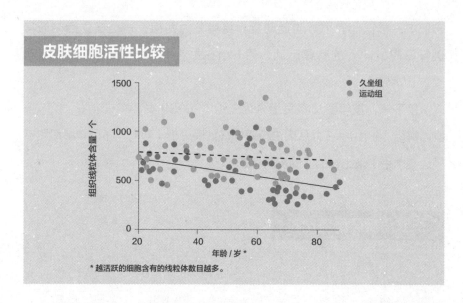

皮肤细胞活性比较

* 越活跃的细胞含有的线粒体数目越多。

结果表明：同一年龄段的被试，运动组相比久坐组，皮肤角质层的厚度更薄，皮肤组织线粒体的含量也更高。

Tips： 越年轻，皮肤角质层相对越薄，皮肤细胞含有的线粒体数目越多、越活跃。

而更神奇的是，科学家在对比了不同年龄段的皮肤状态后，发现40~64 岁运动组的皮肤状态居然接近 20~39 岁久坐组，65~86 岁运动组的则与 40~64 岁久坐组的皮肤状态比较接近 [1]。

也就是说，不管你是什么年纪，运动总能使你的皮肤状态比不运动的同龄人更好。而且经常运动，甚至能让你的皮肤状态"年轻"二十多岁！

---

[1] Crane, J. D., Macneil, L. G., Lally, J. S., Ford, R. J., Bujak, A. L., & Brar, I. K., et al.Exercise-stimulated interleukin-15 is controlled by ampk and regulates skin metabolism and aging. *Aging Cell*, 2015, 14(4):625-634.

有朋友可能会感慨：这么神奇？早知道我就早点锻炼了，现在才开始是不是已经来不及了？

运动让皮肤变年轻，现在开始也不晚

对"从年轻时就开始运动，才会使皮肤保持年轻，还是说，无论哪个年龄段，只要开始运动了，都能让皮肤减龄？"这个问题，不光你感兴趣，研究人员也感兴趣。

【相关研究】

为了得到此问题的答案，研究人员从上面这些年龄在 65~86 岁、久坐不动的老年志愿者中，挑选了 10 位，让他们进行 3 个月适度强度的耐力锻炼（30 min/ 次，2 次 / 周），并在锻炼前后进行皮肤采样，对比分析。

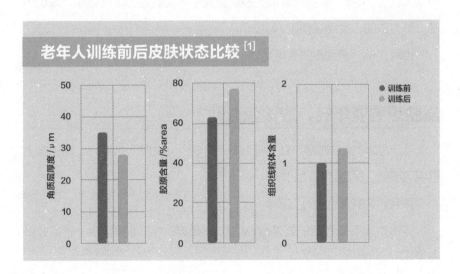

老年人训练前后皮肤状态比较 [1]

---

[1] Justin, D.C., Lauren, G., & MacNeil, J.S., et al. Exercise-stimulated interleukin-15 is controlled by AMPK and regulates skin metabolism and aging. *Aging Cell*, 2015,14(4):625-634.

结果发现，运动后的老年人，皮肤角质层较之前变得更薄，皮肤的胶原（皮肤营养物质）含量增加，皮肤组织的线粒体含量也增加了，皮肤年龄状态更接近年轻20多岁的40~64岁的久坐组了！[1]

也就是说：**即使是从来没有运动习惯的老年人，在经过一段时间有规律的运动后，皮肤也能呈现出更加年轻的状态，更别说年轻人了！**

所以，无论何时，只要你开始运动，你的皮肤状态就都可能更加年轻哟！

究其原因，科研人员发现，受试的志愿者在经过3个月的运动后，他们的皮肤样本中的IL-15（白细胞介素-15，一种皮肤肌肉激素）含量，比研究初始阶段增长了近50%。这可能就是他们的皮肤看起来更为年轻的原因。

研究人员还表示：运动给皮肤带来的这种逆转老龄化的效应，是无论何种药物或护肤品用于人体后，都无法模仿、无法达到的！（实际上，从FDA的认证来看，确实没有相关护肤品或者药物能达到这种效果，没想到吧，最有效的，反而最便宜。）

也就是说，想要皮肤变得活力又年轻，还得靠运动！

皮肤想要变年轻，应该怎么动？

"运动能使皮肤减龄，让你看起来更年轻"，说得倒是挺好，但光嘴上说说可不行！关键还得动起来！

那么，究竟怎么动才正确？

实验中让志愿者做的就是耐力训练，所以耐力训练很重要，就不必多说了。

当然，只做耐力训练还远远不够！皮肤状态好了，也得匹配紧致有型的

---

[1] Crane, J. D., Macneil, L. G., Lally, J. S., Ford, R. J., Bujak, A. L., & Brar, I. K., et al. Exercise-stimulated interleukin-15 is controlled by ampk and regulates skin metabolism and aging. *Aging Cell*, 2015, 14(4):625-634.

身材才和谐。所以建议你在做有氧耐力训练的同时，还要进行力量训练！

力量训练可以更好地紧致身材、改善体态，同时对想要减重的小伙伴们来说，力量训练的减脂效果也更好。

而最新的研究还表明：HIIT 相比其他运动，对提高线粒体活性、抗衰老也有很明显的效果。

一项研究对比了 HIIT、力量运动和对照混合运动对线粒体年轻态的影响。最后发现在骨骼肌线粒体呼吸能力方面，只有 HIIT 组有明显增益：HIIT 组的年轻被试，线粒体能力增加了 49%；年长组更厉害，平均增长了 69%[1]。

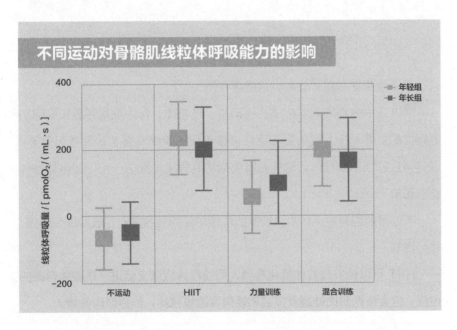

在线粒体蛋白质合成方面，HIIT 组也有显著的增益，不论年龄。

---

[1] Matthew, M. R., Surendra, D., Adam, R. K., & Matthew, L., et al. Enhanced protein translation underlies improved metabolic and physical adaptations to different exercise training modes in young and old humans.*Cell metabolism*, 2017, 25(3):581-592.

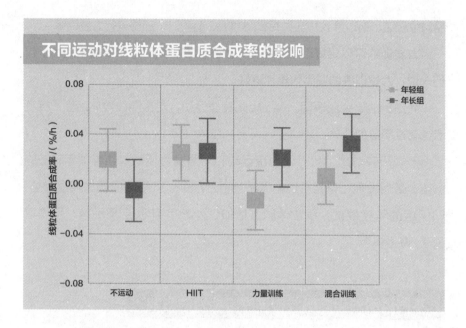

不同运动对线粒体蛋白质合成率的影响

HIIT 能提高线粒体功能，这意味着什么呢？

学过高中生物的同学应该还有印象：线粒体，作为细胞呼吸和细胞功能调控的主要场所，其质量和活性直接和你的疾病及衰老状况密切相关！说得再直白点，线粒体活动能力减弱或功能异常，会进一步导致身体各种衰老现象[1]......

不过目前也有观点认为，细胞线粒体功能的衰老是一种表观遗传调控，是可逆的。

HIIT 可以诱发线粒体氧化应激，而线粒体应激又促进了线粒体自噬的过程，这会使得肌肉处理受损或功能失调的线粒体，维持肌肉健康。

---

[1] Sun, N., Youle, R., & Finkel, T. The mitochondrial basis of aging. *Molecular Cell*, 2016, 61(5):654–666.

> **Tips:** 自噬其实就是"自己吃自己"。细胞自噬是真核生物进化过程中保守的对细胞内物质进行周转的重要过程。在自噬中，一些损坏的蛋白质或细胞器被自噬泡包裹后，送入溶酶体中进行降解并得以循环利用，借此实现细胞本身的代谢需要和某些细胞器的更新。

也就是说，运动可以去除骨骼肌中受损的线粒体。坚持运动，则会持续清除损伤的线粒体，拥有更好线粒体质量的健康肌肉和身体状态。

所以回到前面那个研究，12 周的 HIIT 增强了线粒体的活动能力，逆转了线粒体活动随年龄增长带来的"老化"，意味着 HIIT 可以更好地延缓衰老！

减肥后，皮肤松弛怎么办？

最后，很多朋友会担心减肥掉体重后，身上的皮肤没有紧跟着体形回收，皮肤松弛、不好看……

其实，如果只是运动健身的话，一般不需要担心皮肤松弛的问题。用运动健身的方式减肥，体重下降相对缓慢，又极大地增进了身体的新陈代谢，相对而言，只会让身体和皮肤一起紧致，并不会出现你说的减肥后皮肤松弛得像"沙皮狗"的情况。

不过，如果真的有了相关的问题，也不用害怕。随着时间的推进，一般这种皮肤的松弛都会得到恢复。

实在担心的朋友，你可以试试涂抹一些含有 DMAE（二甲氨基乙醇）的身体乳，DMAE 是胆碱前体物质，它可以将自身嵌入细胞结构作为抗氧化剂，而且研究发现面霜中添加 3% 的 DMAE，可以改善皱纹、鼻唇沟、颈部皮肤下垂等，并且通常具有良好的耐受性 [1], [2], [3]。

最后总结一下：

1. 每周进行一定时间有规律的运动，就能延缓皮肤衰老，甚至让你年轻 20 岁！

2. 这种训练，什么时候开始都不晚，即使是 65~86 岁，规律运动依旧能让你逆转时光，看起来更年轻。

3. 如果想要达到更好的效果，除了有氧训练，力量训练和 HIIT 绝对不能少，它们更能增加线粒体的功能，让身体的衰老得到控制，甚至逆转衰老。

4. 因为减肥，身体的皮肤出现松弛，一般不用担心，只需过一段时间（6~12 个月），身体的皮肤就会慢慢收紧恢复。如果真的担心，你可以试试涂抹一些含有 DMAE 成分的身体乳，它可以有效改善皮肤皱褶，并且有良好的耐受性。

[1] Grossman, R. The role of dimethylaminoethanol in cosmetic dermatology. *American journal of clinical dermatology*, 2005, 6(1):39-47.

[2] Uhoda, I., et al. Split face study on the cutaneous tensile effect of 2dimethylaminoethanol (deanol) gel. *Skin Res Technol*. 2002, 8(3):164-167.

[3] Tadini, K. A., & Campos, P. M. In vivo skin effects of a dimethy laminoethanol (DMAE) based formulation. *Pharmazie*. 2009, 64(12):818-822.

3.6 面部肌肉锻炼，让你看起来更年轻？

上一篇，我们介绍了健身运动除了可以让你体能充沛、身材凹凸有致、活力四射，还能让你容光焕发、逆转皮肤老化，让你越动越年轻！

不过，除了更健康、身材更好，很多女性朋友可能更关心有没有什么方法，能让面部的皮肤也青春永驻。

的确，**随着年龄的增长，面部皮肤会失去弹性，肌肉与皮肤之间的脂肪层也会变薄，这就会导致皮肤松弛下垂，更显老。**

我个人觉得，坦然地接受人都会变老这件事，然后通过饮食、运动、护肤来尽可能地让自己保持健康、年轻、有活力，其实就很好了。

另外，如果你想要让自己看起来更年轻，在好好护肤防晒的同时，多做做面部运动，可能会有意外的收获哟。

➤ **面部运动，让你看起来更年轻？**

其实关于面部肌肉锻炼的效果，一直以来都是有争议的。很多人认为这只是一种"智商税"。不但没有效果，还可能会增加皱纹。

但也有人认为，既然身体的其他部位能够通过肌肉训练变得饱满紧致，面部也是一样的。

一个研究认为经常做面部锻炼，确实可以很好地强化面部肌肉，让你的面孔更有弹性、更紧致、更年轻。虽然不能完全确定，但也可以给大家做个参考。

科学家招募了一群身体素质相近的中年女性被试，先教她们做面部锻炼的具体动作。然后在开始的 8 周里，要求这些女性被试每天做 30 min 的面部锻炼，在之后的 9~20 周时间里，则每隔 1 天做一套 30 min 的面部锻炼。

20 周实验结束后，科学家通过面部衰老量表发现[1]:

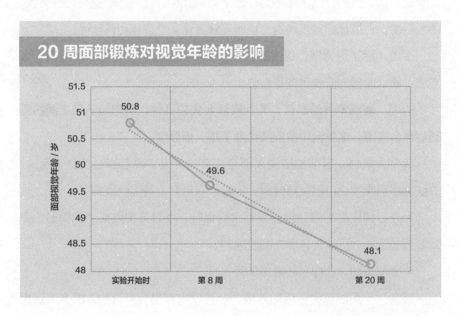

20 周面部锻炼对视觉年龄的影响

● 所有这些被试，面部区域都有所改善，上脸颊和下脸颊丰满度都有显著增强；

● 这些被试的面部年龄，看起来也都明显更年轻了（实验开始时：平均 50.8 岁；第 8 周：平均 49.6 岁；第 20 周时降到平均 48.1 岁）；

---

[1] Northwestern University. Facial exercises help middle-aged women appear more youthful. *Science Daily*, 2018. www.sciencedaily.com/releases/2018/01/180103160142.htm

● 这些被试的主观感受也都更好了。

科学家表示，这是因为面部锻炼可以强化并且增大你的面部肌肉，让皮肤下面有更多填充，同时坚实的肌肉还会为面部塑形提供更好的支持，让面部更饱满、更年轻。

也就是说，**日常多进行面部锻炼，可以增强你的面部肌肉，让面部皮肤更紧实、饱满、有弹性。**

➢ 面部运动的具体动作

面部锻炼到底应该怎么做，我参考了实验中使用的训练，给大家推荐几个动作。

这四个动作，可以用"了""不""哦""啊"四个字来记：

● "了"：嘴张开，拿舌头去努力碰触你的上腭，感受面部发力；

● "不"：上下唇紧闭在一起，努力使脸颊肌肉发力；

● "哦"：嘴张开，成 O 形，上唇内收尽量贴近上齿，感受脸颊肌肉发力；

● "啊"：嘴张开，发"啊"的音，充分调动面部肌肉。

上面这几个动作，每个动作做 1 min，然后放松，再继续。每次持续 10~15 min 即可，一天之中可以多次锻炼。

面部肌肉跟身上的不一样，不能屈伸、提重物，其主要作用是张嘴闭嘴、提唇降唇、升眉毛降眉毛等。所以面部肌肉训练应该多使用该类动作。

不过，注意别过度用力导致皱纹出现哟。

大家可以在日常的工作学习中，或者没事玩手机的时候，经常锻炼。

总结一下：

1. 全身运动可以让你的皮肤更年轻，而面部专项的肌肉锻炼，也可以让你的面部视觉年龄变小！

2. 谨记四个字："了、不、哦、啊"，每个动作做 1 min，然后放松，每天 10~15 min，注意别让面部出现皱纹哟！

3.7 怀孕了，还能好好运动吗？

俗话说，当健身成了习惯，一天不动，浑身难受……

那么问题来了，对于女性朋友，怀孕了怎么办，还能继续健身吗？

女性朋友们一旦升级为准妈妈，全家人都会进入草木皆兵的状态，恨不得让你整个孕期都只管好吃好喝好好休息，一动不动地安静待产。健身？看你的老公老妈公公婆婆不第一时间跳出来制止你！满大街的电视新闻和铺天盖地的网络传言也都在说孕期运动十分危险，要谨慎谨慎再谨慎……

但是，对于那些已经习惯了规律健身的姑娘，突然让她们停止一切运动她们根本接受不了。好不容易练出来的美丽线条怎么办？光吃不动养出一身肥肉怎么办？

事实上，怀孕或者有备孕计划的朋友们大可放宽心，怀孕了也是可以运动的，而且为了妈妈和宝宝的健康，孕期更应该鼓励适当运动！

孕期运动，没有什么不可以！

中国传统习惯的确要求孕期要少动安胎，不过值得庆幸的是，关于怀孕的各种旧习与禁忌，已经离我们越来越远了。现在已经有不少媒体开始提倡在妊娠期进行各种运动。

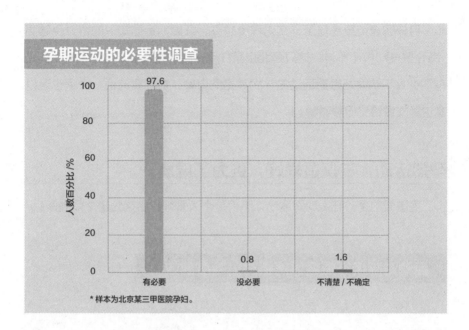

孕期运动的必要性调查

人数百分比 /%

97.6

0.8

1.6

有必要　　　　没必要　　　不清楚 / 不确定

* 样本为北京某三甲医院孕妇。

近几年，根据在北京某三甲医院进行的调查发现，有 97.6% 的孕妇认为在妊娠期运动是有必要的。

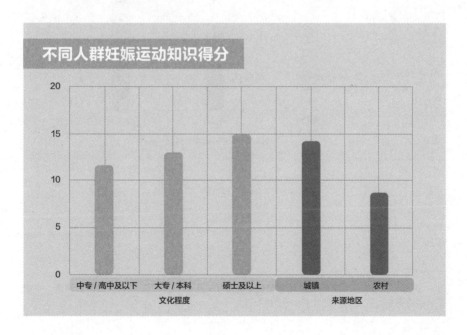

不同人群妊娠运动知识得分

中专 / 高中及以下　　大专 / 本科　　硕士及以上　　城镇　　农村

文化程度　　　　　　　　来源地区

另外调查结果也显示，文化程度越高，妊娠期运动知识的得分也越高（满分20分）[1]。（不过，这只是北京某三甲医院的调查。从全国来看，还是有不少人不认同妊娠期运动的，尤其是父母辈，有需要的话，大家也可以拿这篇文章给父母看看哟。）

孕期运动，不仅是爱好，更为了健康！

　　更重要的是：妊娠期间运动，不仅是个人爱好，更是为了个体健康！

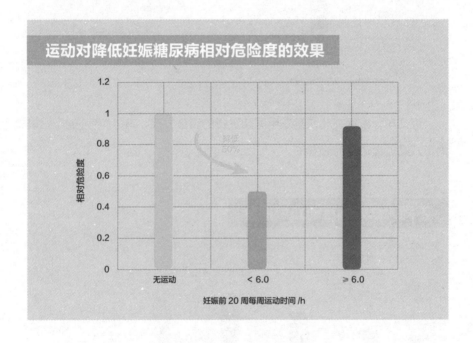

運動对降低妊娠糖尿病相对危险度的效果

[1] 刘清平，勾宝华，肖倩. 对北京某三甲医院孕妇妊娠期运动知识的认知情况调查. 中华现代护理杂志，2013, 19(13): 1528-1531.

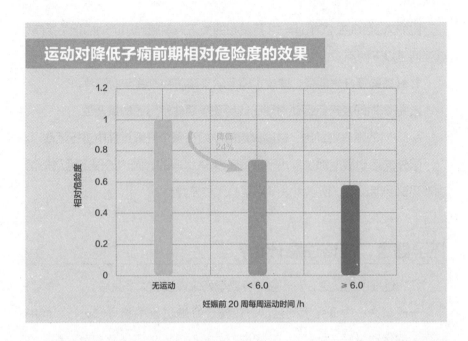

研究发现，妊娠期间进行规律的运动，可以为母亲和胎儿都带来健康。孕期健身可以明显降低妊娠并发症，比如妊娠糖尿病、子痫前期以及妊娠高血压等带来的风险。

常见的妊娠并发症

妊娠糖尿病： 怀孕前未患糖尿病的女性，在怀孕时才出现高血糖的症状。

妊娠高血压： 妊娠期妇女特有的疾病，伴有水肿、高血压、蛋白尿等现象，严重时会出现头痛、视力模糊、上腹痛等症状。

具体病情诊断请咨询专业医生。

目前各大医学学会，比如 ACSM（美国运动医学协会）、ACOG（美国妇产科医师学会）、CSEP（加拿大运动生理学会）等，都在自己的运动医学指南中指出了妊娠过程中健身运动对孕妇、胎儿健康的重要性。

比如 ACOG 在 2015 年 12 月发布的关于产前肥胖和运动的相关指南，就强调了以下两点：

1. 妊娠前及妊娠期间，建议定期运动来预防和改善孕期肥胖；

2. 妊娠期间及产后运动对预防或纠正孕期体重问题的重要性。

ACSM 的指南则提出：**鼓励健康的孕妇在整个妊娠过程中进行运动**[1]。

国外的运动指南都是考虑了亚裔的身体状况的，国内的很多运动指南也都建议孕期运动，所以大家不用担心人种差异。

怀孕健身，应该注意什么？

妊娠过程中的健身，对一般的健康孕妇来说没有太多禁忌。

一般认为：中低强度的运动，在整个妊娠过程中都可以进行；而中高强度的运动最好在怀孕后 13 周进行，此时妊娠的不适感和风险都是最小的[2]。

如果你不能判断自己是否符合健康孕妇标准，也可以参考 ACOG 给出的妊娠过程中的运动禁忌证[3]：

[1] American College of Sports Medicine. ACSM's guidelines for exercise testing and prescription. Pennsylvania:Lippincott Williams & Wilkins,2013.

[2] Davies, G. A., Wolfe, L. A., Mottola, M. F., & MacKinnon, C. Joint SOGC/CSEP clinical practice guideline: exercise in pregnancy and the postpartum period. *Canadian Journal of Applied Physiology*, 2003, 28(3):330-341.

[3] American College of Obstetricians and Gynecologists. Exercise during pregnancy and the postpartum period. *Clinical obstetrics and gynecology*, 2003, 46(2):496-499.

妊娠过程中运动禁忌证

相对禁忌证	绝对禁忌证
严重贫血	伴血流动力学异常的心脏病
未经评估的孕妇心律失常	限制性肺部疾病
慢性支气管炎	宫颈功能不全 / 宫颈环扎术后
未能有效控制的 I 型糖尿病	有劳力性早产风险的多胎妊娠
极度肥胖	妊娠中期或晚期持续性出血
极度低体重	妊娠 26 周后胎盘前置
极度的静坐少动生活方式	本次妊娠中劳力性早产
本次妊娠胎儿宫内发育迟缓	胎膜破裂
未能有效控制的高血压	先兆子痫 / 妊娠高血压
限制运动的骨关节疾病	
未能有效控制的癫痫	
未能有效控制的甲亢	
重度吸烟者	

上表左栏是相对禁忌证，如果你有相应的情况，还是建议你在医生同意和家人陪伴的情况下进行运动。

右栏则是绝对禁忌证，不过话说……有了右栏病症的人，基本也不会想到去运动，大多数都是卧床（甚至是住院）休息。

另外，孕妇应该避免各种球类、骑马、轮滑、滑雪、潜水等可能导致身体失衡的运动，避免那些可能引起孕妇和胎儿损伤的接触性运动。所以很遗憾，虽然有很多人平时都喜欢羽毛球、篮球、网球等运动，不过在妊娠期还是暂时放弃它们吧。

孕妇可以进行大肌群的力量训练，尤其是上肢运动。研究认为，在妊娠期间，孕妇可以采用大肌群、中高强度、多次数的方式，训练至中等疲劳状态。

需要注意的是：孕妇做力量训练，应该避免最大力量训练，因为在最大力量训练中，人会不自觉地闭气（参见瓦氏呼吸）[1]。

此外，**妊娠 16 周后，应该避免进行仰卧位运动，以防止静脉回流受阻的发生**[2]。

孕期有氧怎么做？

步行，是最安全、最方便的孕期运动方式，也是最容易让绝大多数孕妇及其家人接受的方式。不过要注意，步行运动一定要达到一定的强度才有效，一般建议中等强度，以步行速度 2.25 km/h，心率每分钟增加 9 次为宜[3]。

孕期有氧运动的建议心率范围

BMI 及强度建议	年龄 / 岁	体适能水平	心率范围 /（次 /min）
BMI<25 kg/m² 中等强度	<20	一 低	140—155 129—144
	20—29	活跃 良好 低	135—150 145—160 128—144
	30—39	活跃 良好	130—145 140—156
BMI≥25 kg/m² 低强度	20—29	一	102—124
	30—39	一	101—120

＊靶心率范围是从医学检查预先筛选出的低风险孕妇的峰值运动测试中获得的；本图表为低风险正常体重的孕妇与中等强度运动一致的心率范围与低风险超重或肥胖孕妇与低强度运动相一致的心率范围。

另外，**骑车，爬台阶，去健身房做椭圆机、登山机等这类以大肌群**

---

[1] Davies, G. A., Wolfe, L. A., Mottola, M. F., & MacKinnon, C. Joint SOGC/CSEP clinical practice guideline: exercise in pregnancy and the postpartum period. *Canadian Journal of Applied Physiology*, 2003, 28(3):330-341.
[2] 同上.
[3] Dempsey, F. C., Butler, F. L., & Williams, F. A. No need for a pregnant pause: physical activity may reduce the occurrence of gestational diabetes mellitus and preeclampsia. *Exercise and sport sciences reviews*, 2005, 33(3):141-149.

为主，安全无冲击的运动项目，也都是孕期可以选择的不错的有氧运动方式。

游泳，也是一项适合孕期进行的运动项目。有研究显示，与地面上相同强度的运动相比，水中运动的胎心率增加幅度较小，显示胎儿有较强的耐受性，而且孕妇的心率和血压增加的幅度也比较低[1]。

最后，即使是孕期的运动，也建议要达到中等强度，一般建议每天至少运动 15 min，之后可以逐步增加到 30~40 min，一周运动 3~4 d，对宝宝和自己的健康都很有好处哟！

总结一下：

孕期健身可以为母亲和胎儿都带来健康，明显减少妊娠并发症带来的风险。鼓励健康的孕妇在整个妊娠过程中进行运动。

[1] Katz, V. L.Water exercise in pregnancy. *Seminars in perinatology*, 1996, 20(4):285-291.

3.8 女性练胸，变大还是变小？

很多女性朋友在健身减肥过程中，都有个困惑：练胸，到底是让胸部变大，还是越练越小？

女性练胸，变大还是变小？

很多人觉得练胸会让胸部变小，主要是因为她们觉得胸部都是脂肪，而练胸会消耗脂肪。

这一点我们的第一章辟谣 1.8"定向锻炼，局部减脂？卷腹卷出马甲线？"中就已经强调过：局部减脂这事并不靠谱，所以就和练卷腹不能帮你减少皮下脂肪，练出腹肌一样，**练胸也并不会减少你胸部的脂肪！**

所以如果你天生优势，觉得自己的胸部过于耀眼想低调点，练胸并不能帮你缩胸，建议通过全身减脂来缩胸，毕竟脂肪是全身一起减的。

不过，局部减脂虽然不可行，局部增肌却相当可行。

同样是在 1.8"定向锻炼，局部减脂？卷腹卷出马甲线？"中，我们曾经举过一个例子，一个网球选手，如果右手持拍，每天右手的训练量会比左手多几千次，但从体脂上来看，左手和右手的体脂却没什么差异，这代表了减脂并不能定向减。

但从围度上来说，右手持拍的网球选手，惯用手的围度肯定比左手的大，就是因为增肌是可以定向增的！

没错！不减脂肪，还长肌肉，**胸部训练不但不会让你变成小胸，还能帮你增大罩杯，调整胸形**，绝对是美胸的最佳推荐！

对嫌自己胸不够大，或者形状不好的同学，专项的胸部力量训练，可以帮你在胸部脂肪下练出薄薄的一层肌肉，垫起一层厚度，让胸部在视觉上看起来更大、更挺！

而且**胸肌练得好，对紧致胸形、防外散防下垂也有很好的效果**，不只变大，更变有型！完全是自带美体内衣的效果。

当然，健身也不是万能的……如果你问我练胸能让你从"飞机场"练成"波霸"吗？这种质的飞跃，个人认为还是靠奇迹或再发育什么的吧。

女性练胸，胸部会变成肌肉块吗？

女性朋友们练胸，还有一种担忧就是怕练胸练得太狠，胸部越练越硬，最后直接变身"汉子胸"……

关于这个问题：

第一，汉子胸肌硬，主要是因为胸部脂肪少。

第二，脂肪和肌肉之间并不存在互相转化的关系（这个我们在第一章也已经辟谣过了）。

也就是说，练胸，并不会将胸部的脂肪转化为肌肉，只要你没有过分地全身减脂，原来胸部有多少软软的脂肪，练完胸后还是原封不动地在那儿，自然也不会硬到哪里去！

再举个例子，这就好比那些想瘦腰，却天天只做卷腹的胖子……即使他们练出了足够有力的腹肌，但只要肚子上的肥肉还在，戳一戳他们的肚皮，也还是软绵绵的一层好吗。

所以姑娘们，放心大胆地去练胸吧！练胸有多好，谁练谁知道！

如何锻炼能消"副乳"？

最后，正确的胸部锻炼，比如多进行胸部和手臂塑形运动，对改善你后天的副乳问题和胸部形态有很不错的效果。

副乳分成两种类型——先天性和后天性，先天性的副乳与大家想象的不同，先天性副乳是真的出现了某种返祖现象，在身体上存在着本应随着胚胎发育而消失的副乳腺。

这种副乳一般没有脂肪堆积，大多只有一个乳头，在胸下侧、腹部到脚底板都可能出现。在中世纪欧洲，出现这种情况的女性，还会被宗教审判庭当成魔女处决。（话说，这么私密的部位是怎么被人看见的？）

当然，**先天性副乳**比较少见。更多的情况是原本没有副乳，但是随着人长大变胖，或者女孩子在成长过程中因穿错内衣等而出现的后天性副乳。

后天性副乳就比较简单，形成原因大多是乳房组织轻度移位或脂肪堆积。其中脂肪堆积导致的副乳相对更加常见。

胖出来的副乳？

因为胖产生的副乳，大多就是上肢赘肉增多导致的，最典型的例子就是相扑运动员。想要改善这种胖出来的副乳，减脂是关键！

穿出来的副乳？

穿出来的副乳，多集中在女孩子身上。主要原因是女同学在生长发育过程中，由于太害羞或者其他原因，到了该好好穿内衣的时候没有好好穿，比如内衣太小包裹不住胸部，等等。

Tips：小内衣为什么会导致副乳？

打个比方，把你的内衣想象成一个容器，当容器太小时，它装不下你所有的胸部脂肪，肯定会溢出到其他区域，比如腋下。

这就会导致胸部脂肪组织变形外扩，还可能导致乳腺淋巴回流不畅，形成腋下副乳。

另外，女性在妊娠或哺乳期时，还可能会由于雌激素大量分泌而出现副乳。

不过幸运的是，后天形成的副乳大多是可逆的。如果是因为胖就减脂，如果是因为穿错内衣就好好穿内衣。另外，多进行相关的胸部和手臂训练，对改善胸形超级有效！

练胸： 本身胸肌就是在胸部脂肪下的薄薄一层肌肉，好好锻炼，可以在视觉上起到一定程度的紧致胸形和聚拢胸部的作用。

练臂： 针对性地训练手臂肌群，也可以通过手臂肌群的肌肉收缩来改善副乳。

另外，在女性健身运动中，还有一些常见的误区，比如拉伸、瑜伽或按摩可以让大小腿的肌肉变小、变没。这个我们也在本书第一章第11小节中做出了解释，大家一定要科学健身，不要听信传言哟。

最后总结一下：

1. 女性在进行力量训练时，总有一种担忧，那就是练胸会把胸练小。实际上，我们之前在第一章里就讲过，脂肪是从全身调度的，不存在局部减脂的说法，所以练胸不会导致胸变小，只有人真的瘦了，胸才会小。

2. 虽然不能局部减脂，但是增肌可以局部完成。在某种程度上，练胸可以在胸部脂肪底下垫上一层肌肉，让胸部变大，当然，这个变大的程度比较有限，不可能让你从"飞机场"练成"波霸"，但由于胸部由很多小韧带维系，所以练胸可以防止胸部下垂。

3. 此外，脂肪和肌肉不能相互转化，所以练胸也不会让你的胸部变硬。举个简单的例子，你戳戳自己的肚子，应该是软绵绵的，但下面肯定有腹肌，不然人都不能站立或者坐下。汉子的胸硬，是因为他们的胸部没有脂肪堆积。

4. 最后，练胸对改善后天性的副乳有很好的效果，可以让胸部变得更加聚拢和紧致。

硬派健身
100 问

从吃到动

TOUGH
WORKOUT

4
CHAPTER
FOUR

4.1 久坐不动的你，如何开启运动？

关于减肥的重点是在于少吃，还是多动，这一点我们在本书第二章第 2 小节的"吃得更少，人却更胖"中，已经有了回答：相比饮食，体重和腰围与运动的相关性更大、更明显。运动减少，比饮食增加更容易让人胖。

但说到运动，上班族最苦恼的可能就是，日常太忙，没时间运动。

而且因为工作，他们经常和椅子连成一体，在椅子上一坐往往就是两三个小时……再加上坐姿不正，弯腰驼背，到最后觉得全身哪里都不舒服，颈椎腰背没一处不疼的，身材更是各种走形，屁股肚子也越坐越大……

久坐不动，比肥胖更危险！

久坐不动是非常不好的生活方式，甚至比肥胖还可怕！研究发现，缺乏锻炼导致的死亡人数甚至是肥胖的 2 倍！而且不单单对于肥胖者，瘦子同样中枪！

久坐不动、缺乏锻炼对身体的伤害，主要在于这样容易增加内脏脂肪，同时导致更多炎症反应。

>>> 久坐，增加内脏脂肪！

在一项研究中，研究者在被试身上绑定身体活动检测器，并利用磁共振成像的方式扫描这些被试的内脏脂肪，结果发现：

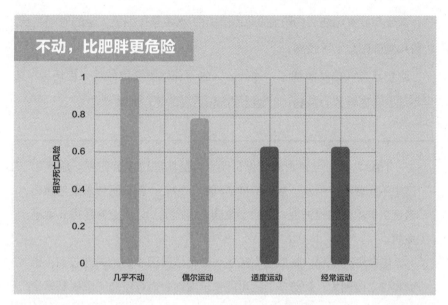

不动，比肥胖更危险

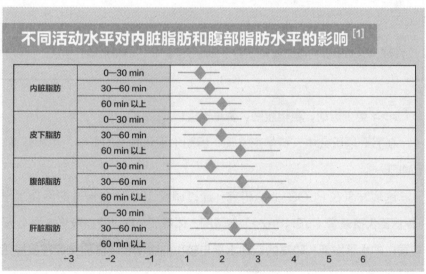

不同活动水平对内脏脂肪和腹部脂肪水平的影响 [1]

[1]　Henson, J., Edwardson, C.L., & Morgan, B., et al.Sedentary Time and MRI-Derived Measures of Adiposity in Active Versus Inactive Individuals: Adiposity, Sedentary Time, and Physical Activity. *Obesity*, 2018,26(1):29-36.

久坐与肝脏脂肪、内脏脂肪和腹部脂肪水平呈正相关，坐的时间越长，内脏和腹部脂肪水平越高。[1]

这也从某种角度解释了，为什么久坐不动比肥胖更危险、更伤身，久坐不动更容易导致心脏病、Ⅱ型糖尿病和更高的死亡风险[2]。

Tips: 目前已有大量数据证明，内脏脂肪过多会对糖、脂代谢产生不利影响，引发一系列的健康问题。另外，内脏脂肪含量与胰岛素抵抗有更强的相关性，它会加重胰岛素抵抗，让人更容易得Ⅱ型糖尿病。

还有研究发现，肠系膜脂肪与心血管危险因子的相关性较高，也就是说，腰围大，脂肪多，还可能预示着你心血管疾病的患病概率会增加。

而且内脏脂肪对瘦人也没有豁免权，即使你体重轻、BMI低、四肢纤细，但如果你内脏脂肪多，有个大肚子，同样也非常危险！

>>> 更少运动，更粗腰围，更高炎症！

在另一项研究中，科学家发现，运动水平对腰围的影响，也和体重、BMI无关。

这项发表在 PLOS 上的研究，通过调查 10976 名被试的运动水平[根据最大摄氧量（ VO_2max ）] 与腰围、体重、身高以及血液样本中 C 反应蛋白的水平发现：**较高的运动水平与较小的腰围和较低的炎症程度呈正**

---

[1] Henson, J., Edwardson, C. L., Morgan, B., Horsfield, M. A., Khunti, K., & Davies, M. J., et al. Sedentary time and MRI-derived measures of adiposity in active versus inactive individuals. *Obesity*, 2018, 26(1):29-36.

[2] Jurakić, D., Pedišić, Ž., & Andrijašević, M. Physical activity of croatian population: cross-sectional study using international physical activity questionnaire. *Croatian Medical Journal*, 2009, 50(2):165-173.

相关，而与 BMI 无关[1]。

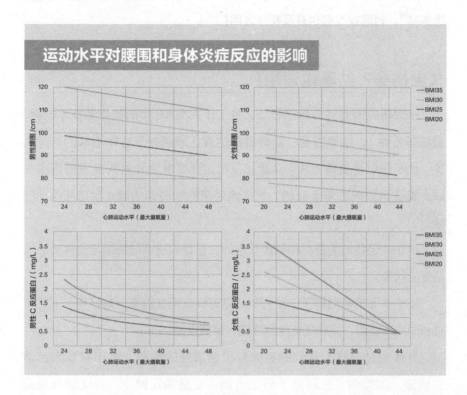

也就是说，无论 BMI 高低，只要你更少地健身运动，就可能导致更大的腰围和更高的炎症。

久坐伤身，站着也没用！

久坐伤身，有人可能说了："那我经常站着吧，这样对健康总有好处了吧，而且站着比坐着累多了，估计还能瘦。"

[1] PLOS.Low fitness is associated with larger waist size and higher degree of inflammation: Researchers found an inverse correlation between waist circumference and fitness, regardless of BMI.*Science Daily*, 2018. www.sciencedaily.com/releases/2018/01/180117141309.htm

别开心得太早……研究发现，**如果长期处于一种静止姿态，即使你"少坐多站"，对健康改善也并没有什么用！**

久坐伤身？站着也没用！

一项研究调查并分析了 5132 名工作人员 16 年的健康数据（饮食、锻炼等方面），结果发现：影响健康的真正原因在于身体活动的时间太少，而不仅仅是坐得太久。久坐和全死因死亡率之间其实并没有直接关联，真正导致死亡率上升的，是久坐带来的长时间的静止状态和运动的缺乏。

真正决定我们的身材和健康状态的，是我们的活动频率与身体长时间所处的状态。

举个不太恰当的例子，我们都知道刀要越用才越亮、越好用，而如果你长时间不使用，只会让它生锈变钝，最后废掉。

身体也是一样，我们的身体会根据情况的需要，做出它认为合适的反应，如果你长时间处于静止状态，能量消耗很小，身体的各项机能就都会变弱，就像游戏中的人物，血量和战斗力大减，自然更容易"挂"掉……

相对地，如果你让**身体经常处于活跃状态，它也会越来越猛，直接"开挂"！**

久坐不动，如何开启运动？

久坐不动的人，想要开始运动，到底应该选择什么样的运动入门，才更有效，更有利于减肥呢？

初次接触运动的朋友，很多都觉得只有跑步、自行车等有氧运动才是减肥的最佳途径，什么杠铃、哑铃等力量器材，都不在他们的考虑范围之内。他们觉得这些跟减肥减重没有关系，只有跑上个半小时，才能真正燃烧脂肪。（关于这点，第一章我们已经辟过谣了，大家可以看第一章第 7 小节"跑步，30 分钟以上才有效？"。）

正确的方式决定完美的身体，久坐不动的你想要开始运动减肥，更应该选择力量训练和高强度间歇训练。

>>> 力量训练，减脂减腰围提基础代谢！

一项研究选取了年龄在 28~45 岁，静坐少动、体形偏胖，每天静坐时间大于 6 h 的办公室工作人员（听这个描述是不是特别熟悉，有没有纷纷"中枪"的感觉），其中男性体脂率高于 25%，女性高于 30%。

研究者把实验对象分为两组，分别进行力量训练与有氧训练，运动强度基本相同，每周进行两次，但不限定周几。实验持续 12 周后，对比他们的体脂、瘦体重和基础代谢率等的变化[1]。

力量训练组

10 min 热身 +35 min 力量 +10 min 拉伸，心率约每分钟 120 次

有氧训练组

10 min 热身 +35 min 有氧 +10 min 拉伸，心率约每分钟 130 次

---

[1] 夏其新 . 不同运动处方对静坐少动人群身体成分的影响 . 北京: 北京体育大学，2012.

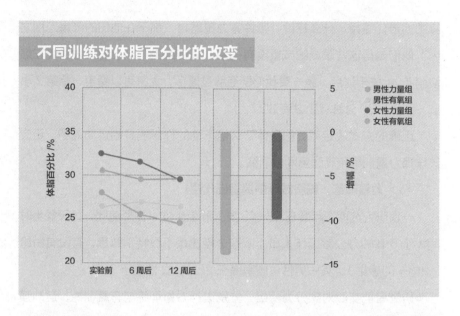

不同训练对体脂百分比的改变

实验数据显示，在体脂百分比方面，12 周的训练后，力量和有氧两组的对比十分明显。其中，**男性力量训练的体脂百分比降幅最大，接近14%**（降幅百分比在这里是降低的体脂率与初始体脂率的比值）。而男性12 周有氧组，体脂几乎没有变化（反而上升了 0.07%，不过不具有统计学意义）。

值得一提的是，**女性力量训练的体脂百分比，在第 6 周到第 12 周时降得最明显**。而进行有氧训练，在前 6 周会有明显的体脂降低，但最终来看，力量训练的减脂效果是好于有氧训练的！

这告诉女性朋友，在进行运动时，不要只看短期的效果，也许跑步让你在一段时间内减重了，不过马上你就会进入平台期，没有很好的持续性。**而力量训练会在中长期让你更瘦！**

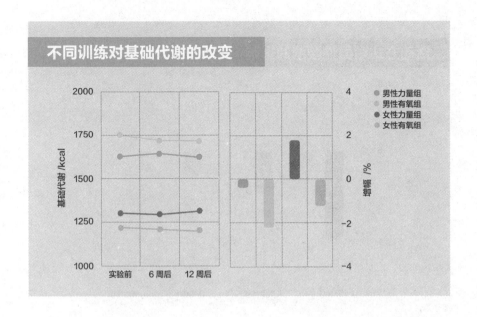

不同训练对基础代谢的改变

Tips： 基础代谢代表了你一天中的基础能量消耗。基础代谢高，你每天能吃的就更多，消耗也更快。而基础代谢低，意味着你每天吃得少还容易胖！

在实验中我们可以看到，女性在力量训练中的基础代谢是明显上升的，涨幅接近 25 kcal/d，而其他组都出现了不同层次的下降。

其中，男性力量训练组的基础代谢在第 6 周上升，在第 6 周到第 12 周出现了大幅下降，这是因为在实验中，男性力量训练组在第 6 周和第 12 周的体重、体脂等都大幅降低，这意味着会损失一些基础代谢。

这说明，**力量训练对女性提升日常消耗是很有用的，**女性朋友如果想平时能多吃点，多消耗点，一定要加油哟！

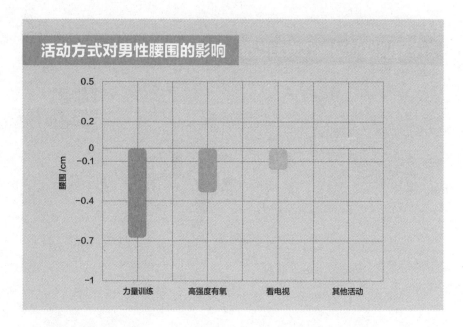

活动方式对男性腰围的影响

腰围 /cm

0.5
0.2
0
-0.1
-0.4
-0.7
-1

力量训练　　高强度有氧　　看电视　　其他活动

　　另一项哈佛大学对 10500 名健康美国男性进行的为期 12 年的大规模调查研究中，科学家也发现：在排除了其他潜在的混杂因素后，相比中度到剧烈的有氧运动，力量训练更能有效起到减轻体重和缩小腰围的作用 [1] ！

　　另外，宾夕法尼亚大学的研究人员也发现，每周两次的力量训练，对防止女性体脂率上升和腰围增长，也同样非常有效 [2]。

[1]　Mekary, R. A., Grøntved, A., Despres, J. P., Moura, L.P. D., Asgarzadeh, M., & Willett, W. C., et al. Weight training, aerobic physical activities, and long-term waist circumference change in men.*Obesity*, 2015, 23(2):461-467.
[2]　Schmitz,K. H., Hannan, P. J., Stovitz, S. D., Bryan, C. J., Meghan, W., & Jensen, M. D.Strength training and adiposity in premenopausal women: strong, healthy, and empowered study. *American Journal of Clinical Nutrition*, 2007, 86(3):566-572.

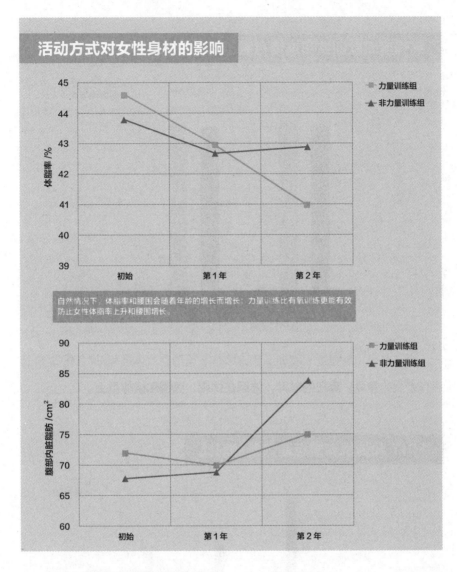

活动方式对女性身材的影响

体脂率 /%

- ■ 力量训练组
- ▲ 非力量训练组

45
44
43
42
41
40
39

初始　　　　第1年　　　　第2年

自然情况下，体脂率和腰围会随着年龄的增长而增长；力量训练比有氧训练更能有效防止女性体脂率上升和腰围增长。

腹部内脏脂肪 /cm²

- ■ 力量训练组
- ▲ 非力量训练组

90
85
80
75
70
65
60

初始　　　　第1年　　　　第2年

>>>HIIT，高强度更减脂！

另外，相比传统有氧运动，高强度间歇训练是一项更适合久坐不动者减脂，同时也对健康更有增益的运动。

一项研究对比了高强度间歇训练和连续有氧运动的差异。两组运动强度接近。

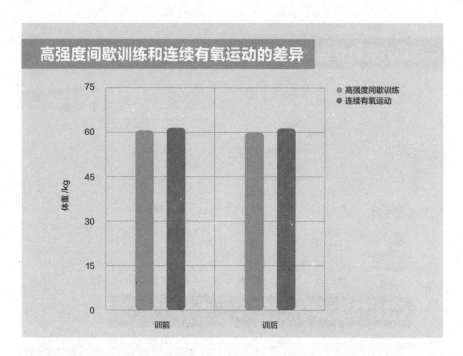

研究发现，高强度间歇训练和连续有氧运动在对体重和 BMI 的改变上没有太大的差异。**真正的差异，体现在体脂、腰围和瘦体重上。**

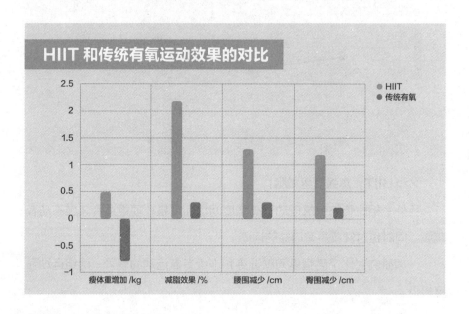

HIIT 没有比普通的跑几十分钟更减重，是因为它增加了一部分瘦体重（0.5 kg vs-0.8 kg）。而 HIIT 的减脂效果十分明显，一共减去了 2.2% 的体脂。与之对比，传统的有氧训练只减掉了 0.3% 的体脂，差了 7 倍以上。

此外，在腰围（1.3 cm vs 0.3 cm）、臀围（1.2 cm vs 0.2 cm）上，HIIT 也都减得更多，可以说是真正改变了身材。

为什么力量训练和高强度间歇训练相比有氧运动对减脂更有效？主要是因为身体对不同运动项目的反应是不同的。

很多实验发现：当你进行有氧训练时，身体内与减肥关系较大的激素（瘦素和脂联素等）的水平都是向着储蓄脂肪的方向发展的[1]。也就是说，有氧训练会使身体进入一种需要囤积脂肪的状态。

而当你进行力量训练和 HIIT 的时候，体内有助于减肥的激素会增加，也就是说，**力量训练和 HIIT 会使身体朝着更少地储备体脂的方向发展，更有利于持续减脂**[2]。

所以总结一下：

1. 少吃多动能减肥，其中多动才是减肥的关键，少吃则是辅助。然而别说多动，大多数人的常态是久坐不动。久坐不动对身体的伤害很大，会增加内脏脂肪和导致身体炎症反应，更容易引起心脏病、Ⅱ型糖尿病，有更高的死亡风险。

2. 久坐不动会出现健康问题，站着也没用！因为无论是坐是站，长时间的静止状态都对健康有害！

3. 久坐不动的朋友想要开始运动，相比传统有氧，力量训练和高强

---

[1] 柏建清.有氧运动对大鼠血清瘦素的时相性影响及与脂蛋白代谢的关系.淮阴师范学院学报（自然科学版），2009，8(4): 332-336.
[2] 李高华.抗阻训练对血清瘦素与脂联素水平的影响.武汉：武汉体育学院，2009.

度间歇训练在减脂、减腰围（内脏脂肪）以及提高健康增益这几个方面可能都更有效。而且，这样减脂的效果，无论男女，都十分明显。

力量训练和 HIIT 的好处，在下面几小节我们还会详细给大家介绍。

4.2　增肌减脂不能一起进行？力量训练能减脂？有氧训练能增肌？

很多人说，增肌和减脂是不能一起进行的。因为增肌训练是制造热量盈余，有了热量摄入，才会增加肌肉。而减脂训练是制造热量缺口，热量少了，才会减少脂肪。同时，增肌训练是做力量训练，减脂训练是做有氧运动。

但其实，这个说法是不正确的。增肌和减脂的效果是能够同时达到的。所谓的"增肌和减脂不能同时进行"一般是指高手健身的训练策略。但对于初学者或者一般人，很多训练都能同时达成"增加肌肉"和"减少脂肪"的效果。

比如在一项实验中，一些短期内进行 HIIT 的被试，就一共减去了2.2% 的体脂、1.3 cm 的腰围，1.2 cm 的臀围。而与此同时，他们还增加了 0.5 kg 的肌肉。可以说，完全做到了增肌和减脂同时进行 [1]。

此外，在我们的认知里，跑步、骑车、跳绳等运动是有氧耐力运动，不增长肌肉，只消耗脂肪。举杠铃、练器械则是无氧力量训练，不消耗脂肪，只增长肌肉。

但实际上，人体的供能并不是生物书上讲的那样只有两种，即使再简单说也应该是三种，除了有氧系统、无氧乳酸系统，还有 ATP-CP（磷酸原）供能系统（无氧无乳酸）。

---

[1] Trembblay, A., Simoneau, J. A., Bouchard, C. Impact of Exercise Intensityon Body Fatness and Skeletal Muscle Metabolism. *Metabolism*, 1994, 43(7):814-818.

不同能量代谢方式的特点

供能方式	能量物质	供能持续时间
无氧无乳酸	ATP	2~3 s
	CP	5~7 s
无氧乳酸	糖	45~90 s
有氧	糖	45~90 min
	脂肪	>1 h

而单纯把运动供能方式分为有氧和无氧也是不太合适的。其实人类除了极端运动，比如举重、投掷、单次跳跃，以及 90 min 以上的耐力运动等，并不存在单纯的有氧和无氧运动。大部分的运动都是在混合供能中进行的 [1]，都是无氧和有氧相结合的，两者相辅相成，友好共处。

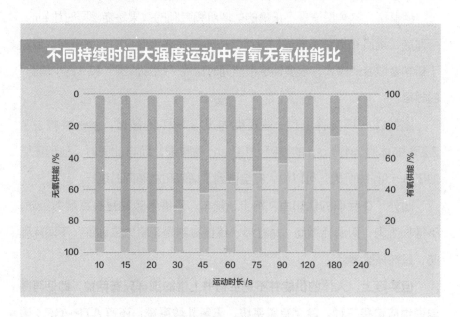

在运动中，总是有氧和无氧混合供能。

这里还要强调，对于有氧运动，一直都存在这样的误解：有氧运动是

---

[1] Gastin, D. P. B. Energy system interaction and relative contribution during maximal exercise. *Sports Medicine*, 2001, 31(10):725-741.

从 30 min 以后才开始分解脂肪的。这个问题我们在第一章已经辟谣过了，实际上有氧运动从第一秒就开始消耗脂肪了。

此外，上一节我们也提到，久坐不动的朋友想要运动减脂，相比有氧运动，力量训练可能对降体脂、降腰围、提高基础代谢更有效。也就是说，力量训练也能高效减脂！

EPOC——让你运动后持续燃脂！

那么力量训练到底是如何减脂的呢？

一般情况下，脂肪是在中等强度的有氧状态下才会燃烧参与供能的。于是当你采用比较大的运动强度，氧气跟不上供应，身体处于无氧供能状态时，你就只能通过消耗身体里的糖原来供能。

但是糖原又是很宝贵的东西，身体不愿意轻易消耗它……所以这些在高强度运动中被调用参与供能的糖，是身体借给你的，是要还的。

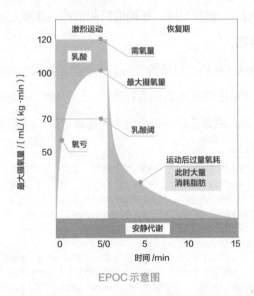

EPOC 示意图

而训练后，这些借用的糖，你都需要靠氧化脂肪来偿还（在此过程中，脂肪搭配氧气一起消耗）。这就是所谓的 EPOC（运动后过量氧耗），也就是力量训练的减脂关键。

力量训练，减脂减腰围！

在上一节我们提到，一项研究发现，力量训练对减少腰围和体脂都很有帮助。

另外，力量训练可以增加瘦体重（肌肉），本身就可以增加你日常的能量消耗（肌肉是耗能大户，安静状态下，1 磅肌肉 24 h 消耗 6 kcal 热量，而 1 磅脂肪只能消耗 2 kcal），而且力量训练还可以通过促进相关激素的分泌，让你的身体往减少脂肪囤积的方向发展。

比如目前的实验证明：长期的抗阻训练会让血清内瘦素和脂联素增加[1]。脂联素和瘦素很像，都是对减肥很有助益的激素。脂联素可以提升肌肉对脂肪酸的利用率[2]（有研究表明，脂联素可以增加肌肉对脂肪酸的利用率达 40% 以上）。也就是说，**长期的抗阻训练，实际上能让机体处于更少脂肪储备的状态。**

一项实验研究了长期进行抗阻训练的运动员，发现他们体内的脂联素含量较高，瘦素水平相较同体脂含量者较高[3]，同时他们的脂肪含量都比较低，肌肉含量较高。而脂联素正是在骨骼肌中大量表达[4]。也就是说，很有可能，

---

[1] 李高华. 抗阻训练对血清瘦素与脂联素水平的影响. 武汉：武汉体育学院，2009.

[2] Zhou, Y., Shimabukuro, M., Koyama, K., Lee, Y., Wang, M., Trieu, F., Newgard, C. B., & Unger, R. H. Induction by leptin of uncoupling protein-2 and enzymes of fatty acid oxidation.*Proceedings of the National Academy of Sciences of the United States of America.*1997, 94(12):6386-6390.

[3] 同[1].

[4] Punyadeera, C., & Zorenc, A. H. G., et al. The effect of exercise and adipose tissue lipolysis on plasma adiponectin concentration and adiponectin receptor expression in human skeletal muscle. *European Journal Of Endocrinology*, 2005, 152(3):427-436.

长期做力量抗阻训练，可以让机体调整脂肪储备水平，下调体脂含量。

力量训练能减脂，那耐力训练能增肌吗？

既然对减脂而言，力量训练和有氧训练都相当有效。那对于增肌，又是如何呢？

学者们发现，增肌与否的关键点可能在于是否摄入了足够的蛋白质和氨基酸。

一项研究找来 12 名自行车运动者，对他们进行了相关测试。实验的方案很复杂，其中包含两组训练计划（分别为 90 min 和 100 min），训练强度有一定波动，算是典型的心肺耐力训练模式[1]。

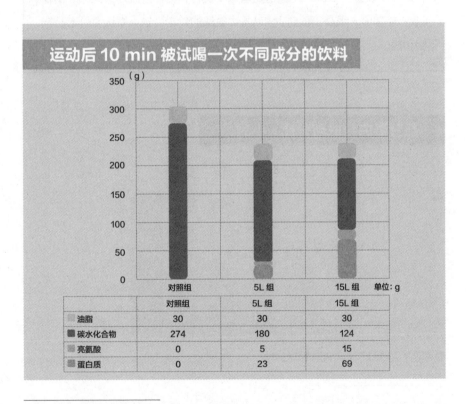

运动后 10 min 被试喝一次不同成分的饮料

	对照组	5L 组	15L 组
油脂	30	30	30
碳水化合物	274	180	124
亮氨酸	0	5	15
蛋白质	0	23	69

单位：g

[1] Rowlands, D. S., et al. Protein-Leucine Fed DoseEffects on Muscle Protein Synthesis After Endurance Exercise. *Medicine & Science in Sports & Exercise*, 2014, 47(3):547-555.

除了训练，被试停止运动后 10 min 会喝一次不同成分的饮料。分别为：

（1）**对照组：**包含油脂、大量碳水化合物，没有亮氨酸，没有蛋白质。

（2）**5 L 组：**包含油脂、中等量碳水化合物，5 g 亮氨酸，23 g 蛋白质。

（3）**15 L 组：**包含油脂、中等偏低量碳水化合物、15 g 亮氨酸、69 g 蛋白质。

Tips: 亮氨酸是人体所必需的一种氨基酸，对增肌和肌肉恢复有重要作用，一般蛋白粉、牛奶里面含的就有，餐饮中基本不用特别添加。训练前可以通过 BCAA（支链氨基酸）进行补充。近几年大火的 HMβ（β - 羟基 β - 甲基丁酸盐），就是亮氨酸的代谢产物，被认为是增肌减脂利器。

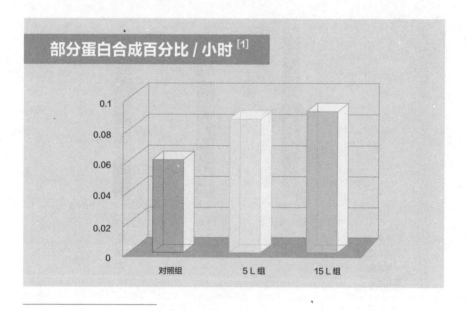

部分蛋白合成百分比 / 小时 [1]

---

[1] Rowlands, D.S., Nelson, A. R., &Phillips, S. M., et al. Protein-leucine fed dose effects on muscle protein synthesis after endurance exercise. *Medicine and Science in Sports and Exercise*, 2015, 47(3):547-555.

研究发现，即使是典型的心肺耐力减脂训练，被试在补充了足够的蛋白质后，其肌蛋白合成也会有明显提高。从数据上看，大概补充23 g 蛋白质，5 g 亮氨酸，是一个相对比较合适的值。

所以我们建议，对增肌减脂的人来说，即使是有氧训练、耐力训练，也要保证足够的蛋白质供应。因为蛋白质的摄入可以保证你保存更多瘦体重（肌肉），并且减去更多的脂肪。

建议一般人在健身训练前喝 6 g 必需氨基酸（一勺 BCAA，或者一勺蛋白粉），训练后随餐服用一勺蛋白粉（或者用餐中有高蛋白食物补充即可，食物和蛋白粉的增肌效果没有差异）。耐力训练一天要补充至少 1.4 g/kg 体重蛋白质。

所以总结一下：

1. 很多人认为增肌和减脂不能同时进行，这其实并不正确。增加肌肉和减少体脂在实际运动中是可以同时完成的，而且对初学者和一般人来说并不困难。增肌减脂不能同时进行，更多指的是高手健身的训练策略。

2. 力量训练增肌、耐力训练减脂这本身没错，但实际上，在日常运动中这二者并不是泾渭分明。大多数训练都是无氧和有氧的混合训练，力量训练也可以在 EPOC 阶段大量燃脂。

3. 力量训练能燃脂，耐力训练也能增肌，实验发现，在补充足够多的蛋白质（23 g）和亮氨酸（5 g）后，耐力训练的肌肉合成速率也会明显增加。

4. 建议健身训练前后摄入蛋白质。建议训练前喝 6 g 必需氨基酸（一勺 BCAA，或者一勺蛋白粉），训练后随餐服用一勺蛋白粉（或者用餐中有高蛋白食物补充即可，食物和蛋白粉的增肌效果没有差异）。耐力训练一天要补充至少 1.4 g/kg 体重蛋白质。

4.3 燃脂操到底能不能减肥？《健身环大冒险》减肥吗？

健身房里，我们经常会看到操房区有很多会员上燃脂操课，觉得轻松有趣又能减脂。再加上这几年互联网视频媒体的发展，很多朋友也会选择在家跟着视频跳燃脂减肥操，那么燃脂操到底能不能减肥呢？

跳操减肥，效果如何？

跳操对比其他运动方式，减肥塑形效果到底如何呢？科学家还真就对此专门进行了研究分析[1]：

【相关研究】

目的：对比在 16 周内不同的运动方式对成年女性身体素质的影响。

研究人员选取了 89 名身体健康，有一定训练基础的成年女性（训练频率≥ 3 次 / 周，年龄 25~55 岁），随机分为 4 组。

控制组：25 人，要求在 16 周内尽量久坐不动。

力量训练组：25 人，每周进行 3 次针对大肌群的力量训练，训练强度8~12RM（最大重复次数），每个动作 3 组，组间间歇 2~3 min。

团体舞蹈课组：18 人，每周进行 3 次全身参与的操课舞蹈训练，训练时长 50~60 min，训练强度为 60%~85% 最大心率。

---

[1] Mendonça, R. M. S. C., et al. The Effects of Different Exercise Programmes on Female Body Composition. *Journal of Human Kinetics*, 2014, 43(1):67-78.

水中运动组： 21 人，每周进行 3 次针对大肌群的水中训练，训练时长 45~55 min，训练强度为 60%~85% 最大心率。

　　研究人员分别在第 8 周和第 16 周的时候，测试了这 89 名女性身体围度和身体成分的变化。

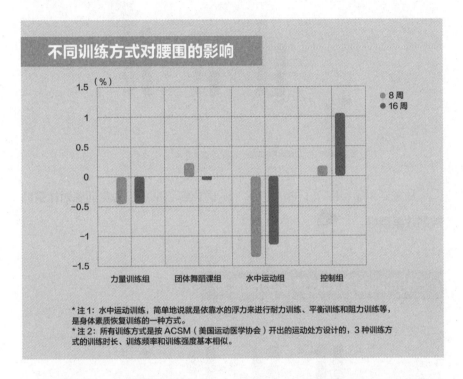

不同训练方式对腰围的影响

（%）

* 注 1：水中运动训练，简单地说就是依靠水的浮力来进行耐力训练、平衡训练和阻力训练等，是身体素质恢复训练的一种方式。
* 注 2：所有训练方式是按 ACSM（美国运动医学协会）开出的运动处方设计的，3 种训练方式的训练时长、训练频率和训练强度基本相似。

　　可以看到，在腰围控制方面，力量训练和水中运动都起到了显著地减少腰围的效果。

　　另外，团体舞蹈课组在 16 周实验结束后，虽然没有力量训练组和水中运动组腰围控制效果好，但相比久坐不动组，也有比较好的效果。

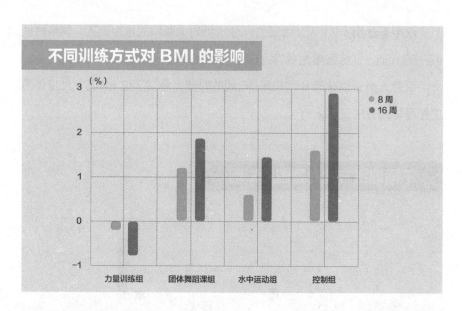

不同训练方式对 BMI 的影响

从控制体重（BMI）的角度看，16 周训练结束后，**力量训练对体重的控制效果最好。**

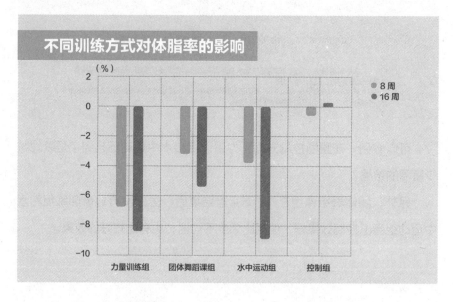

不同训练方式对体脂率的影响

可以看出，3 种训练方式在 16 周后，都起到了降低体脂的作用，其中力量训练组和水中运动组，相比团体舞蹈课组效果更明显。

也就是说，女性朋友，你们每天最爱相约健身房跳的操课，从减肥效果来说，反而是众多运动项目里相对较弱的哟……

水中运动为什么能有那么好的减脂减腰围效果，研究人员认为，这可能是因为水中运动这种方式，和传统的训练方式不同，身体需要动用更多相关肌群来完成训练，对大肌群的刺激效果更好，燃脂更多，训练效果自然也更好。

跳操，为什么效果很一般？

为什么大多数女同学爱的团操，减肥效果却不怎么样？

简单地说，是因为**大多数运动团操，从运动形式上看，属于时间长、强度却一般的传统有氧类型。**

而我们在前几章也已经说过：传统的长时间匀速有氧运动，对体重正常、体脂正常的一般人来说，可能并没有很好的减重减脂效果。

有氧运动真的能减肥吗？

身体储备脂肪，是机体根据你的整体生活习惯与身体情况而做出的判断。

机体会自己认定一个它认为适合你的正常体重（体重设定点），这个值并不会因为你单纯的运动消耗而改变。

有氧运动的确能消耗热量，但大量研究表明，用传统的匀速有氧训练方式来消耗热量，身体为了维持体重，会通过调节相关激素分泌（比如减少瘦素等），来"迫使"你摄入和吸收更多热量，长回消耗的脂肪。

另外，长期大量的有氧训练，可能不但不能帮你减重，反而会让身体处于随时储备脂肪的状态。

而上一节我们也强调了，力量训练之所以有如此高效的减脂效果，就是因为力量训练的训练方式，不但可以很好地在运动中和运动后消耗热量，还可以通过改变激素分泌，让机体主动下调脂肪储备水平，从而从根本上改变你身体的体重设定点，让你真正地减重减脂！

就爱跳操，怎么跳更好？新兴操课，减肥效果更好！

　　有同学可能会说："斌卡，我就爱跳操，就觉得跳操好玩，难道操课就不能跳得有技巧，跳得更高效吗？"

　　当然可以，首先，**不管怎样，比起久坐不动的控制组，团体舞蹈课组还是有相对不错的身体改善效果的！**只要经常运动，肯定要比不动来得好！

　　这里再强调一下：久坐不动真的是一种很要命的生活方式！缺乏锻炼导致的死亡人数是肥胖的 2 倍之多！

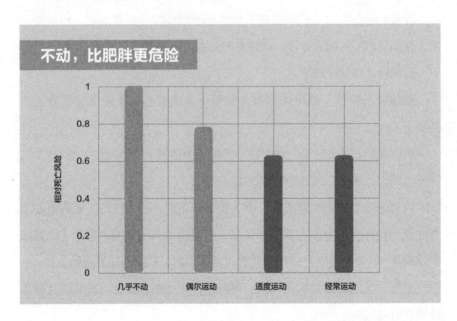

而想要操课跳出更好的减脂减重效果，跳对方式是关键。

同样都是操课，**最近几年网上大热的各种 T25、Insanity、Tabata 等都有很好的减重塑形效果，就是因为其采用了高低强度交替的 HIIT 训练模式。**

强度够高，更接近力量训练的训练方式，不但在运动中高效燃脂，还能在运动后持续燃脂。比如以下这些，多是这几年大热，个人觉得还不错的高效燃脂操课（其实本质就是 HIIT），想要跳操减肥的朋友们，可以考虑。

初阶

没什么运动经验，可以从郑多燕操课开始减脂塑形；

时间较多，可以考虑跳"Pump It Up"；

有钱有闲，买正版莱美操来跳。

中阶

想短时间内减脂塑形，可以考虑 T25；

想打造局部肌肉围度，考虑"Brazil Butt Lift"或"Hip Hop Abs"。

高阶

想超短时间内高效减脂，请选 Tabata（我们后面会介绍）；

想疯狂减脂，可以尝试 Insanity；

想减脂同时专项塑形，考虑 P90X；

如果你精力过旺，也可以尝试早上 Insanity，晚上 P90X（后果自负）。

《健身环大冒险》，减肥吗？

另外介绍一下最近大火的任天堂 Switch（简称 NS）《健身环大冒险》，虽然严格来讲，NS 上的《健身环大冒险》不能算 HIIT，因为它的战斗系统是回合制而非即时战斗制。也就是说，在战斗中，你一个动作做累了，歇多久都可以，它并没有规定你的组间间歇时间。但是，如果你进行闯关模式，结合它运动中的跑步、高抬腿、快速原地跑动作等，还是能达到HIIT 的训练效果的。

总体而言，《健身环大冒险》的运动方式很科学，还很减肥。尤其是你相对认真地玩，在战斗中不做多余的休息，那么它的减肥效果会非常好。

对于一般人或者初学者，《健身环大冒险》有很多好处，比如容易上手，NS 手柄可以通过红外线监控你的训练动作标准程度和心率等。而且，很多初学者会有点排斥做力量训练，而 NS《健身环大冒险》中，战斗都是以大量的力量训练动作为技能，可以减少初学者的排斥感，更能让你正确地入门。

如果想要燃脂效果更好，《健身环大冒险》也有一定的训练技巧，比如多使用大肌群训练作为战斗技能，少安排瑜伽训练，只在剧烈运动中间进行短暂的休息等。

不过，《健身环大冒险》也有它的局限性，健身环虽然是个很好的居家训练载体，但是毕竟相对简单，没法让全身肌群都得到良好而充足的训练。比如针对胸肌、背肌，健身环的动作相对动程都很短（也就是活动范围不大），此外，臀中肌、三角肌后束等相对重要的肌群，用健身环都不太好设计动作，所以缺乏相关训练。

如果想要在家有更好、更全面的训练效果，推荐使用弹力带等辅助道具。弹力带训练系统可以提供多角度、多变化的阻力。如果想要相对系统的弹力带训练动作，可以看我以前写的《一平米健身：硬派健身》哟。

最后总结：

1. 总体而言，传统的团操课容易上手并坚持做下去，但是对比力量训练等其他中高强度运动，它的燃脂和塑形效果没那么好。

2. 近几年大热的一些 HIIT 操课，燃脂效果很不错。如果你懒得看我们的推荐，或者想知道我们没推荐的操课效果好不好，那简单分辨的方法就是，你做时越难受，做完越想死，该操课的训练效果越佳。

3.《健身环大冒险》虽然不是严格的 HIIT，但燃脂效果也很好，同时具有很多健身房训练或者操课训练没有的优点。不过由于健身环设备的局限性，训练还是有一些不全面的地方，如果想要进阶或者更全面地居家健身，推荐弹力带训练系统。（推荐入手《一平米健身：硬派健身》。）

4.4 减肥，到底应该先力量训练还是先有氧训练？力量训练和有氧训练如何搭配？

运动健身的时候，什么样的训练顺序更高效，似乎早已是一件约定俗成的事情。

常规套路一般是：热身→力量训练→有氧训练→拉伸。

详细一点还可以像下图这样分：

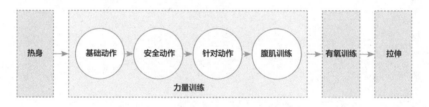

不过，可能有朋友会问："斌卡啊，我主要想减脂，那先做有氧训练再做力量训练有用吗？不都说减脂要有氧训练吗？如果先做力量训练，那可就没力气跑步了啊……"

为了减脂，先有氧训练后力量训练，效果会怎么样呢？要回答这个问题，我们先来说说，为什么大家都建议训练要先力量训练后有氧训练。

先力量训练后有氧训练，塑形更安全！

简单地说，先力量后有氧，可以更好地发挥你的最大力量，对肌肉增长和塑形的效果肯定更好，也更安全，还可以更好地避免运动中受伤！

增肌塑形效果好！

我们知道，有效的力量训练，必须达到足够的负荷和强度才有用。而要保证足够的强度，就必须在力量训练过程中让相关肌群都精力充沛、状态满满。

有同学可能要说了："那这和先力量还是先有氧又有什么关系呢？我今天练背，但是我先跑步，也不是用背在跑啊，背部还是一样有力气，感觉好像不太说得通呢！"

别急，训练除了肌肉疲劳、体力疲劳，还有神经疲劳，且不说你跑完步后，肯定会体力大耗，元气大损，各种吃力……即使从肌群的角度来说，先跑步再练背，也是真的会影响到你背部训练的动作完成度和效果！

比如你练背要做引体向上吧，引体向上并不是光靠背阔肌就能做起来的，肱二头肌、前臂肌群等也都需要参与发力，一起完成动作。

而与背阔肌这种血值 10 分的重量级选手相比，肱二头肌算是轻量级选手，血值也就 4 分，前臂肌群就更别提了，可以归为羽量级，最多有 1~2 个血值……

这会导致什么问题呢？跑步你得摆臂吧，胳膊在跑步过程中也会参与动作，消耗血值，等你跑完 30 min，前臂那点小血值早就消耗得差不多了，已经觉得要累"挂"了。

然后你再去做引体向上，背阔肌是没什么事，力气大着呢，可是小臂已经累"挂"了，也就没有力气支撑你来完成动作。

所以简单地说，**力量训练的过程中，有很多小肌群参与，而小肌群由于自身量级的问题，会是很多动作的短板**……先有氧训练的话，小肌群很快就没力气了，之后力量训练的动作都不一定做得起来，强度就更难保证了，效果自然不好。

更安全不受伤！

然后还是小肌群的问题，不要看你身上的这些小肌群力气小、耐久值低，但人家作用一点都不小啊！

很多小肌群都在日常生活和力量训练中起着平衡、协调、力量传输等重要的职责。

所以如果你先做有氧训练，让这些小肌群累着了，那在之后的力量训练中，就会更不容易掌握好平衡，直接导致身体受伤。比如做引体向上的时候肩"咔嚓"不行了，练臀腿时核心小腿绷不住折了，等等。

先力量训练后有氧训练，更瘦身？

即使不从力量训练的增肌塑形和安全的角度，单单从你们最关心的减脂减重角度，先力量再有氧，也是更好的选择。

在一项研究中，科学家找了一群身体水平相近，没有训练经验的偏胖人群，进行了持续 8 周的对照实验[1]:

【相关研究】

科学家们将所有被试随机分成 3 组：2 个运动组和 1 个对照组，对照组不运动，2 个运动组进行训练内容和强度相同、训练顺序不同的运动，每周 3 次，共计 8 周：

- 运动组 1：先力量训练，后有氧训练。
- 运动组 2：先有氧训练，后力量训练。
- 对照组：不进行任何运动。

---

[1] Sheikholeslami-Vatani, D., Siahkouhian, M., Hakimi, M., & Ali-Mohammadi, M. The effect of concurrent training order on hormonal responses and body composition in obese men. *Science & Sports*, 2015, 30(6):335-341.

训练内容：

有氧项目：10 min 70%~75% 最大心率的跑步 +21.5 min 80% 最大心率的跑步。

力量训练：5 个大肌群训练项目，训练强度 3×8RM（最大重复次数）。

8 周后，科学家对比了他们的身体参数的相关变化。

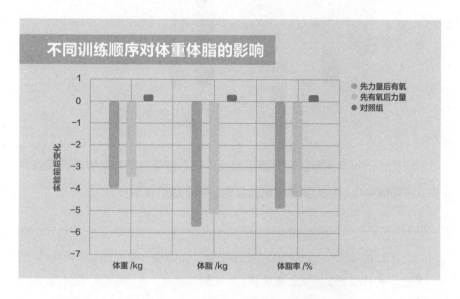

可以看到，运动组相比对照组，体重体脂都有明显降低，另外，先力量后有氧组，相对体重和体脂降低的幅度更大。

至于具体原因，可能是因为先进行力量训练，本身就消耗了很大一部分糖原，之后再做有氧，这时身体里的糖原浓度已经相当低了，所以身体会动用更多脂肪水解来供能，自然消耗的能量也就更多。

先力量训练后有氧训练，更轻松？

当然，这还没完，上述研究还对比了两种不同的训练顺序对睾酮和皮质醇的影响。

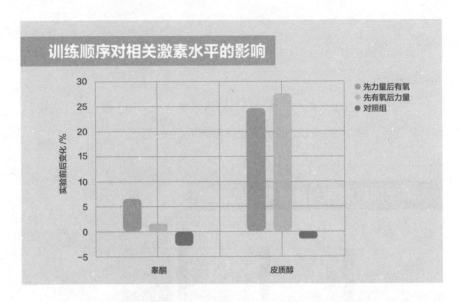

结果表明：**与先有氧后力量组相比，先力量后有氧组睾酮增长相对更高，皮质醇变化则相对更低，也就是更有利于增肌减脂！**

> **Tips:** 睾酮，增长肌肉的相关激素，还能在一定程度上降低体内脂肪，帮你增肌又减脂。皮质醇，影响肌肉合成，甚至可能导致肌肉分解，另外，运动中皮质醇上升，是运动疲劳的主要原因之一。

另外，还有研究表明：想要增加更多热量燃烧的朋友，可以选择将阻力训练和有氧训练交叉循环进行的心肺-阻力循环训练，可以大大增加燃脂消耗，同时从主观的运动强度感受来说，也相对更轻松。[1]

---

[1] Benito, P. J., Alvarez-Sánchez, M., Díaz, V., Morencos, E., Peinado, A. B., & Cupeiro, R.,et al. Cardiovascular fitness and energy expenditure response during acombined aerobic and circuit weight training protocol. *PLoS One*, 2016, 11(11):e0164349.

> **Tips:** 心肺-阻力循环训练：是将阻力训练和有氧心肺训练穿插进行的一种训练方式。比如先做一组力量训练，然后马上去做一组有氧训练，接着再进行下一循环。
>
> （相关实验里是先做 45 s 力量训练，然后休息 15 s，立刻再做 45 s 的跑步心肺训练。）

力量训练和有氧训练，如何安排更有效？

不过，如何搭配力量训练和有氧训练，其实更多是取决于你的训练目的。

对绝大多数人而言，训练的目的，无非是增肌或减脂。而增肌和减脂如何搭配，一直是训练计划安排的重点。

增肌

帮你塑造更好的身体曲线，还可以提高你的基础代谢和激素水平，让瘦人变壮，胖人高效燃脂。

减脂

有效降低体脂，让你的肌肉轮廓更明显，身材自然也更有型。

一般来讲，增肌多做力量训练，减脂多做有氧训练，那么力量训练和有氧训练，究竟应该怎么安排才最好呢？

如果以壮硕身体为目标和以增加最大力量为主的极限增肌，力量训练后，不做有氧训练，效果更好。

从表中可以看到，对比"力量训练 + 有氧"，只做力量训练，可以更好地提升你的最大肌力和力量增长。

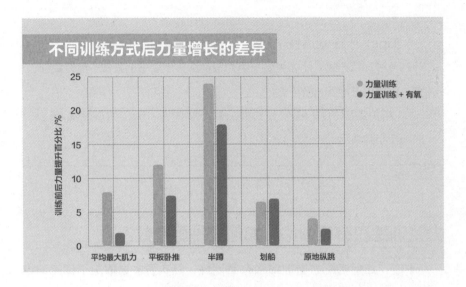

不同训练方式后力量增长的差异

训练前后力量提升百分比 /%

- 力量训练
- 力量训练 + 有氧

平均最大肌力　平板卧推　半蹲　划船　原地纵跳

有人说了："斌卡你还说过，力量训练也可以很好地降低体脂，那我想增肌减脂，岂不是都只做力量训练就够了？"

且慢！虽然力量训练的确可以在帮你增肌的同时也减脂，但是想要更低的体脂，更好的健康增益，有氧训练也必不可少哟！

有氧训练，提高你的心肺功能

研究发现，相比力量训练和有氧训练相结合的训练方式，如果只做力量训练，你的心肺功能几乎得不到任何提升。

科学家记录了橄榄球运动员在抗阻训练后不做有氧训练，以及在间隔不同时段后再做有氧训练，其最大摄氧量的变化情况。

结果发现，**只做抗阻训练的被试，最大摄氧量基本没有任何提升，而有氧训练与力量训练间隔 1 d 时，最大摄氧量上升最为明显，有 8.4% 之多。**

最大摄氧量（ VO$_2$max ）

指人体在进行最大强度的运动，无力继续支撑接下来的运动时，所能摄入的氧气量。它是反映人体有氧运动能力的重要指标，也是反映人体心肺功能一个很重要的指标。

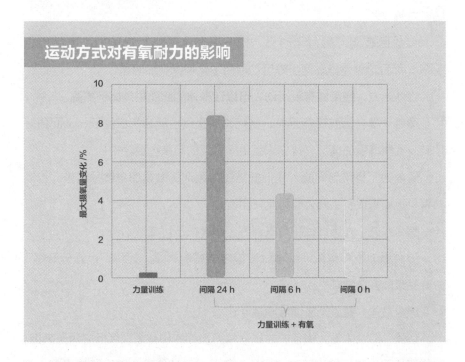

最大摄氧量是有氧耐力一个很重要的因素和标准，而有氧代谢能力，又是身体素质一个很重要的组成部分，可以让单位肌肉的毛细血管数增加，线粒体数量和体积增加，氧化酶活性增加，等等[1]。

有氧训练，增加你的运动脂代谢

另外，研究还发现，**规律的有氧运动，可以很明显地增加人类的脂代谢能力。**

---

[1] HARTMANN U. Die Neue Entwicklungstendenz des Ruder-traininges［Z］. Vortrag in Nanjing, 2005.

脂代谢能力

主要指人类合成与分解脂肪的能力。简单地说，脂代谢能力越强，减脂能力越强。

有数据表明，耐力运动员，相比普通人的脂代谢能力，要高出近54%，而且这种差异在跑步等运动项目中体现得更加明显！

也就是说，**经常做有氧运动，可以让身体的脂肪供能比例更高。**

顺带一提，脂肪供能越高，糖代谢的比例也就会相应越低，从而更好地减少乳酸堆积的情况，让你燃脂更多，运动起来也更轻松！

所以为了身材与健康，我们既需要力量训练来增加身体瘦体重，也需要有氧运动来提升心肺功能和脂代谢能力。

综合来说，力量训练和有氧训练，两者都不可或缺。

那力量训练和有氧训练怎么安排才最好呢？是一起练，还是分开练？分开又该隔多久才好？

综合最佳：有氧无氧训练间隔 1 d

首先，综合来看，最佳的方式是将力量训练和有氧训练拆成两天来做。这样**无论是力量训练对肌肉的增长，还是有氧训练对心肺功能的提高，都会有很好的效果。**

可以看到，力量训练和有氧训练间隔 24 h，对肌肉力量也有很明显的提升。

另外，肌肉中肌糖原的恢复速度在 24 h 以上，大肌群的恢复则在48~72 h，所以想让每次的训练效果都足够好，两次大肌群间隔 1 d 做有氧，对肌群的恢复比较好。而隔 1 d 做有氧，正好还能缓解肌肉酸痛和疲劳。

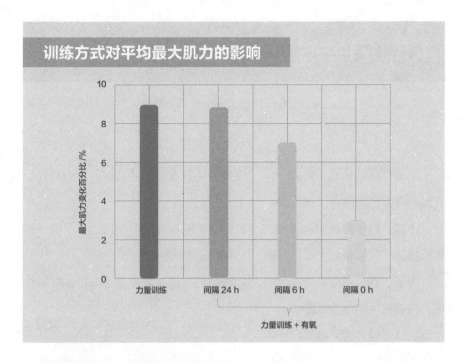

训练方式对平均最大肌力的影响

（图表纵轴：最大肌力变化百分比 /%，横轴：力量训练、间隔 24 h、间隔 6 h、间隔 0 h；间隔部分标注：力量训练 + 有氧）

减脂最佳：无氧后立即做有氧

而如果你想减脂效果更好，则可以考虑在力量训练后，立刻进行有氧训练。

有研究发现，在无氧训练后立即做有氧，脂肪消耗可以提高 110% 之多。

这可能是由于力量训练过程中，本身就消耗了很大一部分糖原，之后再做有氧训练，身体的糖原浓度明显变低，所以就会动用更多脂肪水解来产生热量，消耗的脂肪自然也更多了。

总结一下：

1. 为了减脂塑形效果好，还不容易受伤，更建议先力量训练再有氧训练。另外，力量训练中穿插有氧的心肺–阻力循环训练，会有更好的燃脂效果。

2. 不过（对，咱们还有转折），如果你是为了肌肉更好地增长，或为了更好的心肺功能，那有氧无氧间隔 1 d，反而是综合最佳的训练顺序哟。

4.5　7种方法，让你的力量训练更燃脂!

力量训练可以高效燃脂，同时改变身体激素分泌让你瘦，这一点我们在前几章节已经强调了好几遍。

不过，对于想要减脂减重的朋友们，燃脂谁会嫌多? 那么有没有一些训练技巧，可以帮助大家在力量训练中提高燃脂效率呢?

今天，我们就给大家介绍 7 种训练技巧，通过调整训练安排，提高你在力量训练中的热量燃脂!

训练部位? 选大肌群!

去过健身房的朋友们，应该都能在健身房里轻易地认出哪些是健身老手，哪些是健身入门者。

通常来讲，健身老手绝大多数时间都在训练大肌群，做经典动作，比如深蹲、硬拉、卧推、高位下拉。

而健身入门者，则更多是在各个器械之间游移不定。最终，他们经常会选择如下动作: 仰卧起坐、跑步机跑步。男性更多地会做肱二头肌弯举，女性朋友则会做哑铃臂屈伸来练大臂的蝴蝶袖。

健身入门者会选择训练这些部位的原因很简单，因为他们的目标很纯粹，首先是减掉肚子上的肉。然后呢，男性朋友想要胳膊粗点，有肌肉，能做出经典的秀肌肉姿势。女性朋友呢，则希望夏天在穿无袖上装的时候，手臂没有赘肉。

但实际上，在第一章节我们就辟谣过了: **练肚子不能瘦肚子，局部减**

脂不靠谱，脂肪是全身一起消耗，一起减的！

想要高效减脂，大肌群的燃脂效果远胜于小肌群！**大肌群训练，比小肌群训练多燃烧 4 倍热量！**

对健身训练来说，小肌群消耗的热量是微不足道的，对减脂塑身效果甚小。你用手指捏住笔，握住鼠标忙活一天，即使手指、手臂很累，你也不会瘦。但你全身大肌群参与跑步半小时，保管减脂效果比你玩一天电脑要好得多。

小肌群训练也同理，你去做那些所谓能消除"拜拜肉"的训练动作，也没法有效减脂。从整体效果上，通过大肌群的训练去消耗减脂，才会真正达到你想要的效果。对增肌者来说，大肌群的训练也能更好地刺激各种激素分泌（睾酮、生长激素等）。

所以练小肌群，对初学者来说不仅塑形、减脂效果很差，甚至对目标细节的修饰效果也很差。

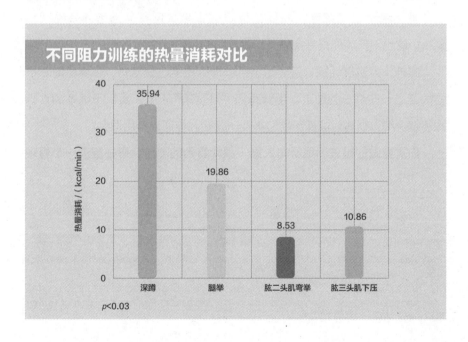

不同阻力训练的热量消耗对比

$p<0.03$

一项研究的结果发现，同样的训练者，他们做深蹲的热量燃烧，要比做肱二头肌弯举和肱三头肌下压多出一倍[1]。

研究者招募了 58 名年轻男性（27.5 岁 ±4.9 岁，身高 1.78 m±0.06 m，体重 78.67 kg±10.7 kg），测试了他们做不同力量训练动作时的热量燃烧。

最后实验发现，总体来说，力量训练的燃脂效果遵循以下几个原则：

● 大肌群的燃脂效果要明显高于小肌群，深蹲的燃脂效率是肱二头肌弯举的 4 倍之高。

● 复合动作（多个肌群参与其中）的燃脂效果高于孤立动作（单个肌群参与其中），比如都是臀腿训练，深蹲的燃脂效率就高于腿举（35.94 kcal/min vs 19.86 kcal/min）。

而另一项研究也发现，卧推大概的卡路里燃烧效率为 3~16 kcal/min，肱二头肌弯举则为 3~7 kcal/min[2],[3]。

虽然练手臂和练腿，同样让你觉得很累，但其实握笔 1 h 也很累啊……这也不代表你奋笔疾书 1 h 就真的能减肥。

此外，大肌群训练，其实比小肌群训练更能改变身材。在健身时，不要太在意一些细节的部位。手臂有点"拜拜肉"？肱二头肌不够饱满？脚踝不够纤细？锁骨只能盛下半勺水？一开始，你通通不用理会。

你需要做的是去训练所有人第一眼能看到的部位，是去塑造一个直观

---

[1] Reis, V. M., et al. Energy cost of isolated resistance exercises across low- to high-intensities. *PLoS One*, 2017, 12(7):e0181311.

[2] Fountaine, C. J., Adolph, E., & Sheckler, C. Aerobic, Anaerobic, And Excess Post-exercise Oxygen Consumption Energy Expenditure Of Rope Training. *Medicine & Science in Sports & Exercise*, 2011, 43(1):474.

[3] Scott, C., & Reis, V. M. Steady state models provide an invalid estimate of intermittent resistance-exercise energy costs. *Motricidad European Journal of Human Movement*, 2014, 33(2):70-78.

上、整体上的完美体形，而不是去训练一些只有自己才在乎的细节。

想象一下你装修一间房子，没有铺好地板，墙是屎一般的颜色，家具都很烂，只有个价值十多万元的水龙头，你觉得整体效果会好吗？

一开始健身时，你只需要关注臀腿、胸背、核心等大肌群，就已经足够了。

训练动作？选多关节、自由重量动作！

器械卧推 vs 杠铃卧推；深蹲 vs 腿举；蝴蝶机夹胸 vs 哑铃飞鸟。这些看起来都很相似的动作，减脂效率却也有不同。

当同样都是大重量的情况下，多关节、自由重量的动作，需要更多肌群参与发力和保持身体稳定，能燃烧更多卡路里。

Tips：什么是单关节，什么是多关节？

单关节： 动作过程中只有一个关节参与活动，主要针对目标肌群，训练负荷较小，比如夹胸、臀桥等。

多关节： 动作过程中多个关节参与活动，训练肌群更多，训练负荷更大，比如卧推、深蹲、高位下拉等。

一项研究发现，同等重量下，训练者完成杠铃深蹲所燃烧的热量，比完成腿举要高出 50% 左右[1]。

另外，多关节动作由于参与肌群更多，更有力量，能负荷的训练重量也更大。而更大负荷，就意味着更多耗能！

---

[1] Tower, D. E., et al. National Strength and Conditioning Associations Annual Meeting. *Las Vegas*, 2005.

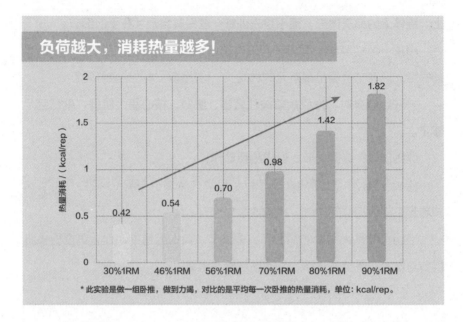

负荷越大，消耗热量越多！

（纵轴）热量消耗 /（kcal/rep）

- 30%1RM: 0.42
- 46%1RM: 0.54
- 56%1RM: 0.70
- 70%1RM: 0.98
- 80%1RM: 1.42
- 90%1RM: 1.82

* 此实验是做一组卧推，做到力竭，对比的是平均每一次卧推的热量消耗，单位：kcal/rep。

　　一项研究发现：卧推训练，随着训练负荷增加（30%1RM→90%1RM），单位动作的热量消耗也明显增加（0.42 kcal/rep→1.82 kcal/rep）。

　　所以多做多关节训练动作，更有利于增加你的燃脂消耗。

　　训练重量？大重量少次数，搭配小重量多次数！

　　一个简单的物理常识：同样次数下，你举起越大重量，动程越长，所需要耗费的能源就越多。

　　大重量训练能燃烧更多卡路里，这个我们前面已经提过了。这也是推荐燃脂多做多关节训练动作的原因。

　　另外，研究发现，**大重量的训练甚至能增加训练后的新陈代谢水平。**对比 12RM/ 组的训练负荷，6RM 训练组的训练者训练后两天内的 EPOC 代谢热量增加了 100%[1]。

[1] Børsheim, E., & Bahr, R. Effect of exercise intensity, duration and mode on post-exercise oxygen consumption. *Sports Medicine*, 2003, 33(14):1037–1060.

> ## Tips: RM 是什么?
>
> RM(最大重复次数),训练负荷的单位。
>
> 组成是:重量 × 次数。意思是当你举某个重量的时候,能最多重复的次数,就是这个动作、这个重量的 RM。

但另一方面,人的力量毕竟有限……大重量,必然意味着你能做的次数更少。而小重量训练,如果你做的次数够多,也能燃烧更多热量。

一位美国的学者研究发现,在卧推训练中,训练者使用 10RM/ 组训练,对比 5RM/ 组训练,在健身过程中,增加了 10% 左右的热量燃烧 [1]。

针对这种矛盾的情况,我认为兼顾的方法就是大重量、少次数、少组数,搭配小重量、多次数、多组数。

比如你可以在一次训练中,开始先做 2~3 组"7 s 力量组",使用只能做 1~3 次的大重量,做 7 s,然后休息 3 min。在剩下的时间里,都采用"60 s 训练法",采用中小重量负荷,每组做 30 次左右,做 60 s,休息 60 s。

训练间歇? 减少组间休息时间,增加组间休息次数

缩短训练间歇,也是提高训练强度,增加运动耗能的有效方式。

比如一项实验就发现,如果你将组间休息时间从 3 min 调整到 30 s,那训练后的热量燃烧速率会提升 50% 以上 [2]。

不过,组间休息时间并不是越短越好。组间休息过短,你很可能会无

---

[1] Ratamess, N. A., Falvo, M. J., Mangine, G. T., Hoffman, J. R., Faigenbaum, A. D., & Kang, J. The effect of rest interval length on metabolic responses to the bench press exercise. *European Journal of Applied Physiology*, 2007, 100(1):1–17.

[2] 同上 .

法更好地完成下一组训练……

你使出吃奶的力气做完 10 个卧推，如果组间只让你休息 30 s，你下一组可能只能推起 3 个来。

所以组间间歇时间，应该按照不同的训练重量来调整，比如大重量训练（1~3RM）的时候，要歇够 3 min，采用中大重量（8~12RM）塑形训练的组间间歇，则控制在 30~60 s 比较合适。

爆发力训练，帮你更燃脂！

即使训练的次数一样，重量一样，快速的爆发力训练比起常规训练来说，也能增加更多的热量燃烧。

一项实验就发现：同样都是 1RM 的 60% 重量（你最大训练重量的 60%）做深蹲，快速组（1 s 起 +2 s 下）比起常规速度组（2 s 起 +2 s 下），训练过程中热量多燃烧了 11%，训练后的 EPOC（训练后过量氧耗，可以视作训练后燃脂）则增加了 5%。[1]

所以想增加运动中的燃脂的同学，可以多尝试爆发力训练，具体的做法，可以尝试弹力带搭配器械进行训练，或者试试跳跃和冲刺类的练习。另外，战绳训练和壶铃甩摆也都是很好的全身性爆发力训练方式。

拮抗肌超级组，更短时间，更高燃脂！

拮抗肌超级组训练法，是指选择针对拮抗肌的两个动作为一组，做完一个动作后紧接着做下一个，组间尽量无间歇。

---

[1] Mazzetti, S., Douglass, M., Yocum, A., & Harber, M. Effect of explosive versus slow contractions and exercise intensity on energy expenditure. *Medicine & Science in Sports & Exercise*, 2007, 39(8):1291–1301.

Tips：拮抗肌： 当 A 肌群做向心收缩的时候，B 肌群做相应的离心收缩，B 肌群就算是 A 肌群的拮抗肌。比如胸背肌互为拮抗肌，肱二头肌肱三头肌互为拮抗肌，股二头肌股四头肌互为拮抗肌等。

最早接触胸背超级组这个概念，是在阿诺德·施瓦辛格的训练计划里面。阿诺州长是胸背超级组的奠基人，施瓦辛格在不止一个场合和采访中表现过对超级组的推崇。

施瓦辛格认为，胸背超级组能在单位时间内产生最大的效果，举起最大的重量，获得更多的力量增长。另外，他还认为胸背超级组可以让你获得更高的肌肉密度，因为这样的训练能促使你的体格达到极限。

施瓦辛格本人也是胸背超级组的忠实训练者，他的胸围测量数据曾达到过 144.78 cm，可谓是前无古人。

超级组相比传统训练方法，能很好地提高训练效率，更省时高效。2010 年的一项研究显示，胸背超级组比起传统的训练方法，训练者能举起更大的训练重量！

研究人员让被试在单位时间内进行了两组测试，一组使用超级组（胸背循环），另一组则使用传统训练方式。

结果发现，超级组在单位时间内举起的重量和总重量，都比传统训练组大很多。其中卧拉重量与效率高出传统组 21% 左右，卧推高出了约 27%[1]。而更大的训练重量本身就意味着更强的燃脂效率。

---

[1] Robbins, D. W., Young, W. B., & Behm, D. G. The effect of an upper-body agonist-antagonist resistance training protocol on volume load and efficiency. *Journal of Strength & Conditioning Research*, 2010, 24(10):2632-2640.

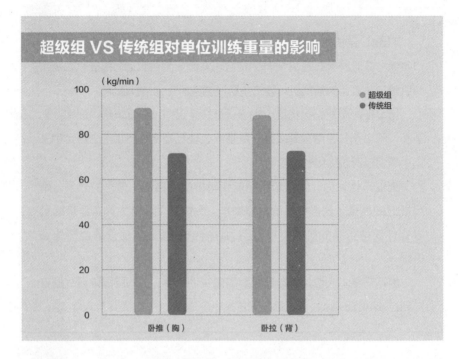

超级组 VS 传统组对单位训练重量的影响

（kg/min）

● 超级组
● 传统组

卧推（胸）　　　卧拉（背）

　　此外，另一项实验结果表明：对比常规进行胸、背、肱二、肱三、股四、腘绳肌的训练者，超级组的训练者燃烧的热量要高出近 35%[1]。

　　在其他研究中，也有数据表明，总训练量相同的拮抗肌超级组和传统训练法相比，拮抗肌超级组在运动过程中消耗的热量更多，运动后的血乳酸浓度（生长激素的释放水平与血乳酸浓度有很强的正相关性，血乳酸浓度越高，生长激素分泌越多，越有利于增肌减脂）和 EPOC 也更高[2]！

[1]　Kelleher, A. R., Hackney, K. J., Fairchild, T. J., Keslacy, S., & Ploutz-Snyder, L. L. The metabolic costs of reciprocal supersets vs. traditional resistance exercise in young recreationally active adults. *Journal of Strength & Conditioning Research*, 2010, 24(4):1043-1051.

[2]　Solana, R. S., et al. Comparison of acute responses to four different hypertrophy-oriented resistance training methodologies. *European Journal of Human Movement*, 2016, 37:109-121.

那拮抗肌超级组为什么会有那么好的训练效果呢？

这可能和拮抗肌超级组训练过程中目标肌群可以持续受到刺激，持续激活有关。

举个例子，同样都是胸背锻炼，传统训练法是练完胸后再练背，训练全程，胸背并不是持续有效地被刺激，而是先后被刺激到的。

而拮抗肌超级组是练完胸马上来一组背，考虑到胸背是拮抗肌，练胸的时候胸做向心收缩，练背的时候胸还做离心收缩，全程高效刺激，自然训练效果更好！

另外，超级组也能通过减少组间间歇，更好地促进乳酸堆积，从而促进生长激素分泌，提高训练效率。

所以想要在力量训练中高效燃脂的朋友们，也可以多多尝试拮抗肌超级组这种训练方式，让目标肌群全程都得到有效刺激，它是最紧张、最高效的训练方式，训练密度更高，单位时间效果更大，训练效果更好！

一次训练分两次，燃脂也能更高效！

超级组已经帮你把健身总时间大大浓缩了。但如果你还是时间有限，每次只能在健身房待半小时，那其实你把 1 次完整的训练时间，拆分成 2~3 次也完全没问题。

研究发现，**把一次训练拆分成两次，并不会影响燃脂的效率。**同样的训练时间，同样强度的训练下，间隔了 6 h 的训练，热量消耗不但没有减少，反而比一次长时间训练的 EPOC 脂肪消耗还高了近 40%。[1]

[1] Almuzaini, K. S., Potteiger, J. A., & Green, S. B. Effects of split exercise sessions on excess postexercise oxygen consumptionand resting metabolic rate. *Canadian Journal of Applied Physiology*, 1998, 23(5):433-443.

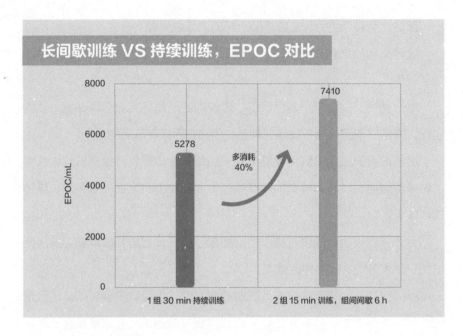

长间歇训练 VS 持续训练，EPOC 对比

EPOC/mL

- 5278 — 1组 30 min 持续训练
- 7410 — 2组 15 min 训练，组间间歇 6 h

多消耗 40%

顺带一提，**对增肌的朋友而言，一天训练两次的效果，也好于一天一次**。一项研究中，研究者发现每天训练两次，比只训练一次的，能更有效地增加肌肉体积和力量[1]。

具体的操作上，你可以选择**把一次 1 h 的训练时间拆分成两个 30 min，或者三个 20 min**。早晨出门前，在家训练半小时，使用弹力带或者徒手训练都可以，甚至来套 HIIT 健身操也很好。早晨训练完，一天都会很精神，晚上睡得也香。中午或者晚上再在健身房训练半小时。

每次训练时间更短的同时效率也能更高。

需要注意的是：你不要妄想将所有的训练技巧融合到一起，组合出一个终极训练计划。所有的计划都是有所取舍的，否则，早就有人总结出一

[1] Hoffman, J. R., Kraemer, W. J., & Fry,·A. C., et al. The effect of self-selection for frequency of training in a winter conditioning program for football.*The Journal of Strength and Conditioning Research*, 1990, 4(3):76-82.

个完美的训练计划了。

比如，大重量消耗多和动作快消耗多，就很难结合到一起，大重量（80%~100%1RM）不可能用爆发力的方式将其举起。爆发力一般只能举起 0~60%1RM 左右的重量。也就是说，你本来能举起 100 kg 的杠铃，但你用爆发力的方式，只能举起 0~60 kg 的杠铃，而且重量越轻，举的速度越快。

总结一下：

想更好地增加抗阻训练中的燃脂效果，你可以参考以下 8 个训练要点：

1. 训练肌群：选择大肌群动作，肌群越大，燃脂越多；

2. 训练动作：选择多关节、自由重量动作，燃脂效率更高；

3. 训练负荷：训练负荷越大，重量越大，燃脂效果越好，实际操作中，用大重量少次数 + 小重量多次数，比如 7 s+60 s 训练组等，训练效果更佳；

4. 组间间歇：缩短组间间歇燃脂效果更好，塑形训练建议控制在 30~60 s；

5. 做更多爆发力训练，动作速度越快，燃脂效果越好；

6. 做更多超级组训练，将胸背、股二头肌、股四头肌等拮抗肌结合在一起进行训练，燃脂更多，同时，总效率也更高；

7. 把一次长时间的训练拆成 2~3 次去完成，训练后的燃脂量更多；

8. 不要妄想将所有训练技巧融合到一次训练中，选择适合自己的，更容易坚持。

4.6 燃脂训练 HIIT | 同样消耗 1cal 热量，这个训练多燃烧 9 倍脂肪！

"每天锻炼 1 小时，健康生活 50 年！"这句标语被印在我小学操场的墙壁上，多么朴实无华，多么激励人心。（于是，我为了未来 50 年的健康，天天锻炼到作业都没时间做呢。）

不过话说回来，那时生活节奏慢，很多人都还能每天抽出 1 h 来锻炼……至于现在的生活节奏，别说每天锻炼 1 h 了，很多朋友每周锻炼 1 h 都是难事……

想运动减脂却没时间？请采用高强度间歇训练，一举解决锻炼没时间、减脂没效果、运动不开心等一系列"疑难杂症"！从此妈妈再也不用担心你找借口不运动了。

HIIT，你的高效减脂宝

HIIT，是啥？

HIIT，简单地讲就是一种**高强度与低强度交替的短间歇训练方式**。只要在运动中是强度高低交替的，都可以视作广义的 HIIT，比如快慢交替跑、快慢交替骑车等等。

HIIT，有什么好处？

促健康

科学家让男女被试每次只做 **1 min** 的 HIIT（3×20 s 的功率车冲刺），

每周只进行 3 次，然后对比了他们各种健康指标的前后变化：

1 min HIIT对人体各项健康指标的影响

指标	男		女	
	运动前	运动后	运动前	运动后
空腹胰岛素 / (μU/mL)	13.5	10.7	9.6	7.1
胰岛素耐受性稳态模式评估	3.1	2.5	2.1	1.5
（日）血糖峰值 / (mmol/L)	8.0	6.8	7.3	7.6
静息收缩压 /mmHg	124	116	109	100
静息舒张压 /mmHg	71	67	66	60
平均静息动脉压 /mmHg	88	83	80	74

* 运动内容：高强度功率车，3×20 s/ 次，3 次 / 周，持续 6 周。

最后发现，仅仅只要每周 3 min 的运动，就能十分有效地促进被试的健康，无论男女[1] ！

甚至还有研究表明：在改善健康水平方面，1 min 的高强度运动，效果堪比 45 min 的缓和有氧训练。

【相关研究】

27 名无健身习惯的男性（身体状况接近）参与到了此次研究中，他们被随机分成 3 组：

● 高强度间歇训练组（HIIT 组）：进行 12 周的 HIIT，每周 3 次，每次进行 2 min 骑单车热身 +3×20 s 的冲刺循环 +3 min 放松 +2 min 慢速单车放松；

● 缓和组：进行 12 周的匀速传统有氧训练，中速骑行，每周 3 次，每次 45 min；

● 对照组：不进行任何运动。

---

[1] Gillen, J. B., Percival, M. E., Skelly, L. E., Martin, B. J., Tan, R. B., & Tarnopolsky, M. A., et al. Three minutes of all-out intermittent exercise per week increases skeletal muscle oxidative capacity and improves cardio metabolic health. *PLoS One*, 2014, 9(11):e111489.

在实验期间，科学家们实时检测了所有组别成员的身体健康指标，包括骨骼肌线粒体含量（表征有氧运动能力）以及胰岛素敏感度（表征调控血糖水平的能力）等[1]。

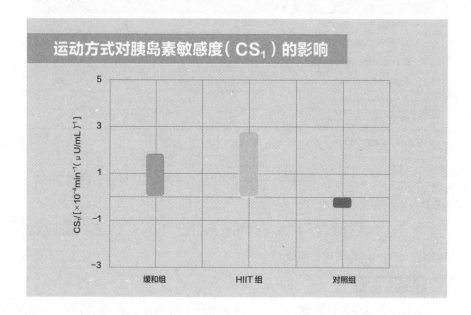

Tips:

胰岛素敏感度（CS_1）： 是胰岛素抵抗程度的一种表示，胰岛素敏感度低，身体的血糖控制能力弱；胰岛素敏感度高，身体的血糖控制能力相对更强。

CS（柠檬酸合酶）最大活性： 在这里是通过表征运动前后骨骼肌细胞中线粒体含量的变化，来表明有氧运动能力的强弱。

[1] Gillen, J. B., Martin, B. J., MacInnis, M. J., Skelly, L. E., Tarnopolsky, M. A., & Gibala, M. J. Twelve Weeks of Sprint Interval Training Improves Indices of Cardiometabolic Health Similar to Traditional Endurance Training despite a Five-Fold Lower Exercise Volume and Time Commitment. *PLoS One*, 2016, 11(4):e0154075.

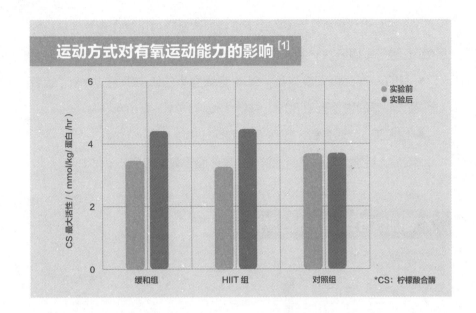

运动方式对有氧运动能力的影响[1]

可以看到，与不运动的对照组相比，缓和组（45 min 匀速有氧组）和 HIIT 组的胰岛素敏感度以及有氧运动能力都有明显提高。

此外，1 min 的 HIIT 和 45 min 匀速有氧训练，对胰岛素敏感度的影响和有氧运动能力的增幅居然不相上下！

所以，尽管缓和组的运动量是 HIIT 组的 6 倍，但从训练效果看，1 min HIIT 对健康的改善效果，完全可以与之相当！

更燃脂

大量研究表明，**高强度间歇训练，不仅在训练中高效燃脂，训练后也可以持续燃脂，同时还能帮你保住更多瘦体重，提高更多代谢水平，让你掉脂不掉肌，瘦得更稳定、更持久！**

[1] Gillen, J. B., Martin, B. J., & MacInnis, M. J., et al. Twelve Weeks of Sprint Interval Training Improves Indices of Cardiometabolic Health Similar to Traditional Endurance Training despite a Five-Fold Lower Exercise Volume and Time Commitment. *PloS one*, 2016, 11(4):e0154075.

一项研究中，研究人员将 23 个没有训练经验的正常体重女性随机分为两组，进行每周 3 次，共计 6 周的对照研究[1]。

● HIIT：高强度间歇有氧，90% 最大心率的拳击练习 1 min，接着 60% 最大心率的恢复运动 30 s，共计 15 次，总计 23 min。

● MICT：匀速有氧，70% 最大心率的持续有氧 29 min。

6 周后，科学家对比了两组被试体重体脂等数据的相关变化。

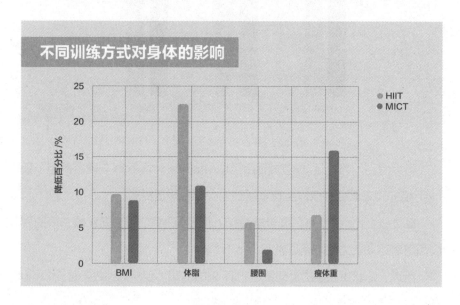

结果表明：

1. 所有被试的体重、体脂、瘦体重和腰围都有所下降。

2. HIIT 组的体脂和腰围下降得尤其明显：6 周训练后，HIIT 组体脂降低了 23%，MICT 组体脂下降 11%；HIIT 组腰围下降 6%，MICT 组下降 2%。

[1] Panissa, V. L. G., Alves, E. D., Salermo, G. P., Franchini, E., & Takito, M. Y. Can short-term high-intensity intermittent training reduce adiposity. *Sport Sciences for Health*, 2016, 12(1):99-104.

3. 瘦体重方面，HIIT 组的下降程度则比 MICT 组要少得多！说明肌肉损伤更少。

另外一项研究，对比了运动强度接近的高强度间歇训练和连续有氧运动对体重、腰围、瘦体重等的影响。

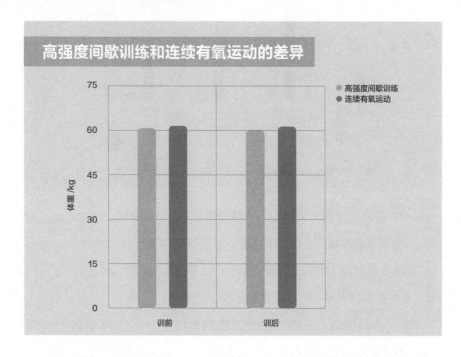

结果发现：实验中 HIIT 和连续有氧运动虽然对体重的改变不大，但在体脂、腰围和瘦体重上却有明显差异。

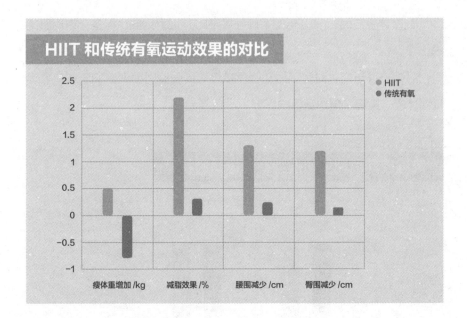

HIIT 和传统有氧运动效果的对比

图例：
- HIIT
- 传统有氧

横轴：瘦体重增加 /kg　减脂效果 /%　腰围减少 /cm　臀围减少 /cm

　　HIIT 的减脂效果十分明显，一共减去了 2.2% 的体脂。与之对比，传统的有氧训练只减掉了 0.3% 的体脂，差了有 7 倍以上。

　　此外，在腰围（1.3 cm vs 0.3 cm）、臀围（1.2 cm vs 0.2 cm）上，HIIT 组也都减得更多，可以说是真正改变了身材。

　　另外一项研究发现，对比普通的传统有氧训练，HIIT 组每燃烧 1 kcal，皮下脂肪多减少 9 倍[1]。

　　在这项实验中，传统有氧训练组平均每次训练燃烧 120.4 kcal ± 31.0 kcal。而 HIIT 组每次燃烧卡路里却只有他们的一半，为 57.9 kcal ± 14.4 kcal。

　　但是在减脂方面，差异却倒转过来了。

---

[1] Linoby, A. The Effects of High-Intensity Interval Training and Continuous Training on Weight Loss and Body Composition in Overweight Females. *Accepted in International Colloquium on Sports Science, Exercise, Engineering & Technology (ICoSSEET)*,2014.

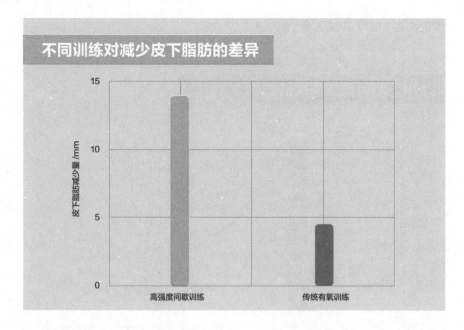

不同训练对减少皮下脂肪的差异

皮下脂肪减少量 /mm

高强度间歇训练　　　　　　　传统有氧训练

　　传统有氧训练组，一共减少了 4.5 mm 的皮下脂肪。而 HIIT 组，减掉的皮下脂肪却高达 13.9 mm[1]。

　　也就是说，同样燃烧 1 kcal，HIIT 减脂的效率是传统有氧的 9 倍。

更轻松，适用广

　　除了减脂效果强、省时、高效之外，HIIT 还有其他各种不为人知的优点，比如说：运动体验更好，更有利于坚持。

　　研究表明：**HIIT 比中等强度的持续性运动更能让你感到快乐。**[2]

　　英国的一组研究者对比了高强度间歇运动与中等强度的持续性运动（CONT）后的心情愉悦度，结果发现，普通运动让你有 60 分勉强及格的

[1]　Trembblay, A., Simoneau, J. A., & Bouchard, C. Impact of Exercise Intensityon Body Fatness and Skeletal Muscle Metabolism. *Metabolism*, 1994, 43(7):814-818.
[2]　Bartlett, J. D., Close, G. L., & MacLaren, D. P. M., et al. High-intensity interval running is perceived to be moreenjoyable than moderate-intensity continuous exercise: implications forexercise adherence. *Journal of sports sciences*, 2011, 29(6):547-553.

愉悦程度，HIIT 却高达 90 分！

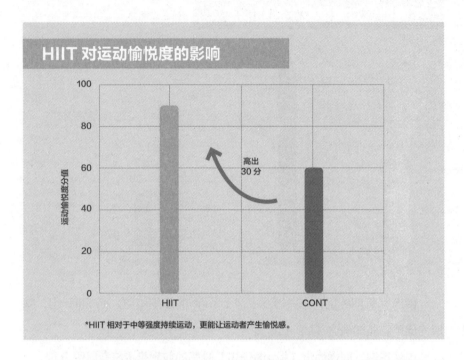

而且 HIIT 虽然是高强度，但并不等于就是大冲击，只要方式选得对，即使是大体重人群，也可以放心做，适用范围更广。

HIIT，怎么做？

由于我们是要花最少的时间做"最多"的事，所以我个人建议，HIIT 动作最好选择能兼顾全身各大肌群，同时保证训练强度的跳跃类动作，比如深蹲、波比跳等。

另外，训练者还可以根据自身需要搭配健身小工具来做更适合自己的 HIIT 动作，比如大体重人群以及初训练者，觉得跳跃类动作冲击太大，可以搭配上位弹力带减少冲击。

如果是高阶训练者，或者想要增强难度，则可以搭配下位弹力带增加阻力和难度。

HIIT，怎么练？

首先要说，虽然"1 min HIIT"就能达到 45 min 匀速有氧的效果，但不是让你真的只动 1 min 哟……

为了更好地保证训练效果和训练安全，1 套有效的"1 min HIIT"需要花 5~10 min 来完成，包括热身、间歇、拉伸等阶段。

● 热身

在进行任何运动前，都建议好好热身：一来可以增加后续运动时的效率，二来可以更好地预防运动受伤。尤其是 HIIT 这种高强度运动，运动前就更要好好热身了！

热身动作：可以选择全身性的原地跑、开合跳，强度不用太大，热身至身体微微发热即可。

● 间歇

HIIT 过程中保证间歇也很重要，有效的间歇是保证你每个高强度阶段更好地达到强度的关键。

间歇时间：一般建议高强度下动 20 s，休息 20 s，再动 20 s……

● 拉伸

训后拉伸，也是保证你训练效果更好，肌肉力量和围度增长更快的关键。

HIIT，怎么动？

附上 4 个针对不同训练重点的高效 HIIT 徒手训练，随时随地开启高效燃脂！

动作	强度	时间 /min
原地跑	低强度热身	2
波比跳	高强度	1
平板支撑	中等强度	1
沙发深蹲跳	高强度	1
抱拳侧踢	中等强度	1
上台阶	高强度	1

* 覆盖全身所有的主要肌群，能急速燃脂，充分激发你的每一分活力。

* 计划中的动作可以使用本章正文介绍的弹力带动作进行替换。

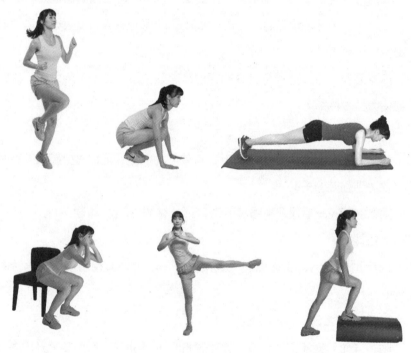

动作要点

● 原地跑：核心绷紧，双脚尽可能抬高，双臂摆动幅度要大。

● 波比跳：俯地阶段，注意靠腹肌带动腿部蜷缩身体；起跳时，重心后坐，臀大肌发力向上跳起。

● 平板支撑：核心绷紧，不要塌腰。

● 沙发深蹲跳：核心绷紧，上半身挺直，不要弯腰驼背，臀部尽可能后坐，起跳时靠臀部发力。

● 抱拳侧踢：背部挺直，核心绷紧。

● 上台阶：上半身挺直，台阶高度最好与小腿等高，保证膝关节角度 ≥ 90°，臀部肌群更好发力。

胸大腰细 HIIT 计划

动作	强度	时间 /min
站姿肘击膝	低强度热身	2
宽距俯卧撑	高强度	1
伏地登山	中等强度	1
波比跳	高强度	1
十字挺身	中等强度	1
纵跳	高强度	1

* 以上半身训练为主，涵盖胸、背等上半身大肌群运动。
* 计划中的动作可以使用本章正文介绍的弹力带动作进行替换。

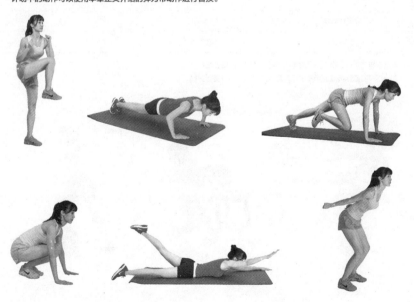

动作要点

● 站姿肘击膝：注意弯曲躯干，让腹肌处于"C"形发力状态。

● 宽距俯卧撑：手间距≈1.5倍肩宽即可，全程核心绷紧，肘关节不要锁死，注意是胸部发力夹紧起身，而不是伸胳膊。

● 伏地登山：肘关节不要锁死，动作过程中保持背部弓起，腹肌处于"C"形发力状态。

● 波比跳：俯地阶段，注意靠腹肌带动腿部蜷缩身体；起跳时，重心后坐，臀大肌发力向上跳起。

● 十字挺身：动作全程核心收紧，感受下背部的收紧拉紧。

● 纵跳：跳起时尽可能地往高跳，落地时注意肌肉缓冲，膝关节不要锁死。

臀翘腿长HIIT计划

动作	强度	时间/min
抱拳侧踢	低强度热身	2
沙发深蹲跳	高强度	1
上台阶	中等强度	1
纵跳	高强度	1
自重侧弓步	中等强度	1
前后跳	高强度	1

* 以下半身训练为主，在极速燃脂的同时，塑造翘臀长腿！
* 计划中的动作可以使用本章正文介绍的弹力带动作进行替换。

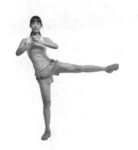
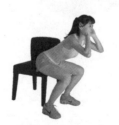
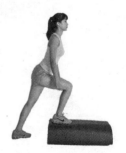

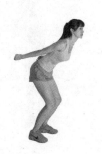 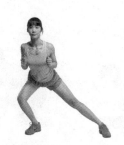 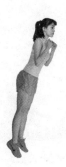

动作要点

● 抱拳侧踢：背部挺直，核心绷紧。

● 沙发深蹲跳：核心绷紧，上半身挺直，不要弯腰驼背，臀部尽可能后坐，起跳时靠臀部发力。

● 上台阶：上半身挺直，台阶高度最好与小腿等高，保证膝关节角度≥ 90°，臀部肌群更好发力。

● 纵跳：跳起时尽可能地往高跳，落地时注意肌肉缓冲，膝关节不要锁死。

● 自重侧弓步：腰背挺直，核心绷紧，膝关节不要过脚尖。

● 前后跳：双臂摆动幅度大，尽可能跳得远，落地时注意肌肉缓冲。

腰腹核心 HIIT 计划

动作	强度	时间 /min
伏地登山	低强度热身	2
波比跳	高强度	1
站姿肘击膝	中等强度	1
沙发深蹲跳	高强度	1
十字挺身	中等强度	1
纵跳	高强度	1

* 以腹肌、腰背肌群训练为主，雕刻你的马甲线和八块腹肌！

* 计划中的动作可以使用本章正文介绍的弹力带动作进行替换。

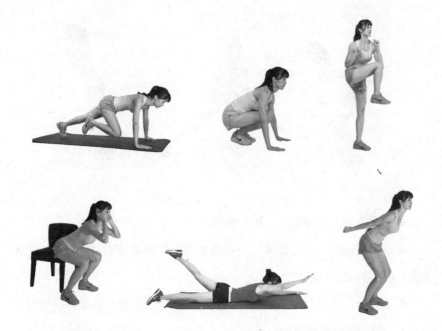

动作要点

● 伏地登山：肘关节不要锁死，动作过程中保持背部弓起，腹肌处于"C"形发力状态。

● 波比跳：俯地阶段，注意靠腹肌带动腿部蜷缩身体；起跳时，重心后坐，臀大肌发力向上跳起。

● 站姿肘击膝：注意弯曲躯干，让腹肌处于"C"形发力状态。

● 沙发深蹲跳：核心绷紧，上半身挺直，不要弯腰驼背，臀部尽可能后坐，起跳时靠臀部发力。

● 十字挺身：动作全程核心收紧，感受下背部的收紧拉紧。

● 纵跳：跳起时尽可能地往高跳，落地时注意肌肉缓冲，膝关节不要锁死。

总结一下：

1. HIIT，简单地讲就是一种高强度和低强度交替的短间歇训练方式。

2. HIIT 具有高效燃脂、促进健康、愉悦度高等特点。与传统的有氧运动相比，同样消耗 1 kcal，HIIT 的燃脂效果是传统有氧训练的 9 倍。

3. 四套 HIIT 计划——全身燃脂、胸大腰细、臀翘腿长、腰腹核心，期待你来训练！

4.7 7 min 训练篇 | 只要 7 min，高效燃脂减腰围！

上一节，我们给大家介绍了高效燃脂的 HIIT 及相关训练动作，很多朋友看完后可能觉得，看起来是很燃脂，但是也很累啊，光是看看就已经觉得太累不想尝试了。

另外，对一些身体素质较弱，或者父母辈岁数比较大的人来说，前面四套计划相对强度比较大，没那么容易上手。

而且，光做这几个 HIIT，感觉太枯燥，不够有趣，坚持不下去啊，有没有更轻松、更好玩，还能高效燃脂减脂的训练方式呢？

确实，开启健身需要基础，也需要一点点勇气，还需要一点点学习。得益于健身和运动的科普越来越多，很多人也知道，健身不仅是你动了就好，还需要你动得对。不然不仅没有效果，可能还会导致你受伤。

那么，有没有那么一个训练方式，又健康，又正确，又有效，又快速，又方便易学呢？

还真有！美国运动医学协会就专门针对普通健身入门者，出了一套 7 min 的简单可行又好玩的 HIIT 计划。

ACSM-7 训练法，高效燃脂减腰围！

ACSM，即美国运动医学协会，曾推出的体力活动指南，被健身人群奉为健身界的"圣经"，因为里面写的内容，都是现下运动医学界相对最权威、最正确的。

他们在前段时间，给出了普通人健身最好的入门方式建议—— 一个 7 min 的 HIIT 计划。

这个计划一共包含 12 个动作，都是不需要特殊器械和场地要求的动作，每个动作做 30 s，动作和动作组间休息 10 s，整个训练计划一共是 7 min。

ACSM 表示，这个 7 min 训练很适合没有太多训练经验的人作为日常运动，为此，他们还专门做了相关研究：

研究人员找了一群 18~30 岁的年轻男女，体脂都比正常标准略高一些，然后让他们每天只做这个 7 min 训练计划，饮食及其他保持不变（不节食，不吃任何运动补剂）。

一个半月后，研究结果显示：所有人的体脂，在一个半月里平均减轻了 2 kg。考虑到每天只做 7 min，这个成绩已经很不错了。而更令人惊喜的是体脂率的下降，6 周内下降了 2.1%[1], [2]，体重减少 1.8 kg。

每天只做 7 min ACSM-7 训练对体脂的影响

	第1周	第3周	第6周
体脂 /%	24.1	23.1	22.0
体重 /kg	15.0	14.2	13.2

[1] Klika, B., & Jordan, C.High-intensity circuit training using body weight: Maximum results with minimal investment. *ACSM's Health & Fitness Journal*, 2013, 17(3):8-13.
[2] Mattar, L. E., Farran, N.H., & Bakhour, D. A. Effect of 7-minute workout on weight and body composition. *The Journal of sports medicine and physical fitness*, 2017, 57(10):1299-1304.

ACSM-7 训练法，为什么减脂效果那么好？

ACSM-7 这套训练计划之所以有那么好的减脂效果，是因为它整体的训练非常科学，这套训练计划的本质就是咱们介绍过的高效燃脂 HIIT。

● 所选的大多数动作都是全身训练，可以显著地提升心率。

● 同时不同动作都兼顾上肢、下肢、核心大肌群，循环训练更高效。

● 动作基本无冲击，体重基数大的朋友也可以完成，不用担心有冲击伤膝盖。

● 另外，动作没有器械要求，在任何环境都可以做（家里、办公室、旅馆房间等）。

算是满足了初学者入门训练的所有需求：时间短、方便上手、安全高效。

ACSM-7 训练法，怎么做？

最后我们来说说，这个高效的 7 min 训练计划到底都包含哪些动作，怎么做。

ACSM-7 训练法视频

来源：B 站 ID "硬派的斌卡"

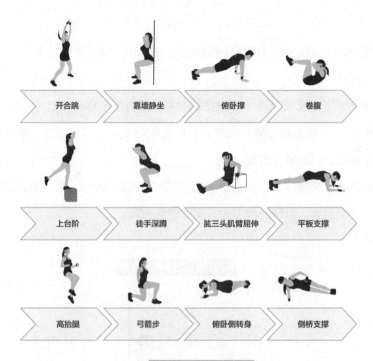

| 开合跳 | 靠墙静坐 | 俯卧撑 | 卷腹 |

| 上台阶 | 徒手深蹲 | 肱三头肌臂屈伸 | 平板支撑 |

| 高抬腿 | 弓箭步 | 俯卧侧转身 | 侧桥支撑 |

（1）开合跳 30 s

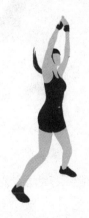

动作描述

① 双脚并拢站立，双手自然垂于身体两侧；

② 跳起的同时双手从身体两侧举起，在头顶拍合，双脚向外分开

着地；

③ 再次跳起，双手从身体两侧落于大腿两侧，快速重复该动作。

动作要点

① 双脚起跳双脚落地，起跳的时候身体要有向上提的感觉；

② 落地时膝盖的缓冲很重要，要保证你的双膝是冲正前方，双脚在同一水平直线上，脚掌先着地。

开合跳可谓是热身以及各种 HIIT 操课中最常见到的经典动作。动作过程中，需要全身大肌群一起发力，高效燃脂减脂。

（2）靠墙静坐 30 s

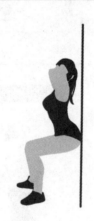

动作描述

双脚与肩同宽（或略宽一些），脚尖朝前，上半身紧贴墙壁，膝盖弯曲下坐，保持小腿与地面垂直，大腿平行地面，同时注意膝盖不要超过脚尖。

动作要点

上背挺直，靠墙静蹲，双脚向前，膝关节角度尽量大于等于 90°。

靠墙静坐可以高效刺激臀腿肌群和核心发力，看起来很简单轻松，却是一个全身都绷着较劲的动作。

（3）俯卧撑 30 s（女性可替换为跪姿俯卧撑）

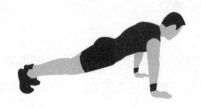

动作描述

① 双手撑地，两手间距与肩同宽或略宽于肩，腰腹绷紧，身体呈一条直线；

② 保持身体挺直，屈肘下沉身体至肩与肘部处于同一水平面上，停顿 2~3 s；

③ 胸肌发力撑起，恢复起始动作，重复。

动作要点

① 动作过程中感受胸肌发力，保持腰腹紧绷，切勿拱背塌腰；

② 撑起时保持肘关节微屈，不要锁死；

③ 女性可以换成跪姿俯卧撑或者弹力带俯卧撑，男性可以换成弹力带阻力俯卧撑。

（4）卷腹 30 s

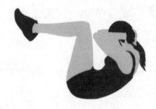

动作描述

① 双膝弯曲，脚部着地，平躺于地，双手置于耳朵两侧；

② 腹肌发力拉动双腿和上肢向内收缩去贴腹部；

③ 回到起始动作，重复。

动作要点

① 注意双手不要抱头，手部完全不发力，千万不要用手扳动上肢前屈；

② 动作过程中保持双脚始终不固定，上半身弯曲成"C"形，能更好地让腹肌主动发力。

（5）上台阶 30 s

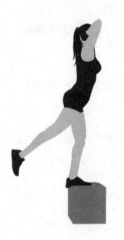

动作描述

① 面向台阶自然站立，抬头挺胸，腰部挺直，腹部收紧；

② 保持核心绷紧，臀部发力带动一只脚上台阶，另一只脚向后悬空保持平衡；

③ 控制肌肉发力，回到起始位置，换一条腿重复。

动作要点

① 动作全程保持身体平稳、腰背绷紧、上半身紧张的状态，切勿圆肩和弓背；

② 动作过程中，膝关节大于等于 90°，感受大腿和臀部发力；

③ 觉得难度太低的，可以手握哑铃增加难度。

有研究表明，上台阶这个姿势，对臀大肌、臀中肌、大腿后侧腘绳肌的激活程度，比深蹲和单腿深蹲还要高！[1]

（6）徒手深蹲 30 s

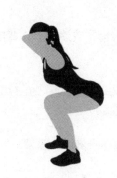

动作描述

① 自然站立，双脚略比肩宽，双手置于脑后或胸前；

② 保持背部挺直，臀部向后撅起，屈膝下蹲至大腿平行于地面，保持 2~3 s，感受目标肌群的持续发力；

③ 臀腿发力，蹬地起身，返回起始位置，重复。

动作要点

① 动作过程中保持腰背绷紧、上半身紧张的状态，切勿含胸和弓背；

② 臀部往后朝天，保持重心稳定，双脚的脚后跟不离开地面；

③ 下蹲过程尽量做到平稳可控，控制肌肉发力。

---

[1] Anders, M. Glutes to the Max: Exclusive ACE research gets to the bottom of the most effective glutes exercises. *ACE fitnessMatters*,2006.

（7）肱三头肌臂屈伸 30 s

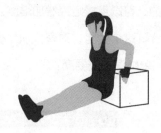

动作描述

① 双手后撑在固定的椅子或沙发上；背部挺直，核心绷紧，双脚不用力前撑；

② 屈臂下沉身体，直至大臂小臂之间的角度接近 90°，注意不要锁死膝关节；

③ 大臂发力，撑起上半身复原，重复。

动作要点

椅子要固定，也可以用沙发等。可以调整脚部距离调节阻力。

（8）平板支撑 30 s

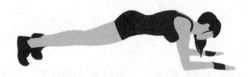

动作说明

① 双肘弯曲俯撑在垫子上，大臂与地面夹角大于等于 90°；

② 脚尖踩地，伸直躯干，从侧面看头、肩、胯、踝处于同一条直线；

③ 腹肌收紧，保持该动作，均匀呼吸；

④ 累时可以略微扭动身体，尽量多坚持一段时间。

动作要点

① 肘关节和肩关节都要与身体保持 90°；

② 尽可能长时间地保持动作；

③ 保持核心绷紧不塌腰，动作变形或者腰部觉得不适就停下来休息。

平板支撑是非常好的腰腹核心训练动作，安全、高效、不易受伤，可以训练到深层、全面的核心区域。

（9）高抬腿 30 s

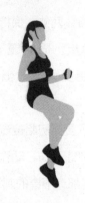

动作描述

① 自然站直，双手固定在小腹前方；

② 两只脚轮流弹起，尽可能用膝盖碰触手心。

动作要点

动作过程中一定要尽可能地抬高双腿！腹肌可以微微弯曲，落地要轻柔。

这个动作燃脂效率高，还能有效地减肥，让你拥有更紧致的大腿，矫正塑形两不误！

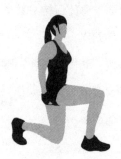

动作描述

① 自然站立，双手置于身体两侧，保持腰背挺直，核心收紧；

② 单脚向前跨出一大步，同时重心下落，至前面的小腿垂直地面，大腿与小腿垂直，感受大腿前侧股四头肌的发力紧张，保持2~3 s；

③ 臀腿肌群发力，起身恢复至初始位置，两腿交替，重复。

弓箭步是一个臀腿综合训练动作，动作过程中，髋关节和膝关节都有很大程度的改变，所以对臀腿都有不错的刺激！

（11）俯卧侧转身 30 s

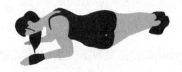

动作描述

平板支撑姿势，保持核心绷紧，旋转腹部，感受单侧腹肌的发力，保持几秒，转向另一边，重复。

动作要点

核心绷紧，保持平衡。

（12）侧桥支撑 30 s

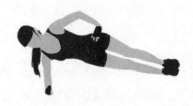

动作描述

① 侧身俯撑在垫子上，核心收紧，背部挺直，整个身体呈一条直线；

② 保持平衡，感受核心的充分发力；

③ 换另一侧，重复。

动作要点

调整脚部位置和手部位置，可以调节阻力。

另外，如果你是一个有训练经验的健身者，平时想用这套计划在家减减脂，又觉得不够劲，你还可以选择以下三种方式增加难度，加速燃脂：

1. 使用弹力带或者哑铃增加阻力。

2. 每个动作之后插入 30 s 的波比跳。

3. 增加训练时长，减少休息时间。

4.8 Tabata训练篇｜只有4 min，职业选手的增肌减脂训练！

前面我们介绍了适合健身入门者训练的ACSM-7训练法，对于有经验的训练者，虽然也适用，但他们可能会觉得难度系数过低，过于轻松了。

所以这一篇来给大家介绍职业选手的训练方式，只要4 min，就可以有效增肌减脂的Tabata训练法！

什么是Tabata训练法？

Tabata训练法，得名于发明它的日本运动科学家田畑泉（Izumi Tabata）博士的姓氏。他是在研究日本速滑运动队的时候发现的这个训练方式[1]。

这个训练法最有特点的地方，就是它只需要做4 min。

田畑泉博士研究发现：**Tabata训练法，可以在4 min内有效地提升有氧耐力和无氧耐力**。而这两种能力正是大多数运动员都极度需要的。同时，Tabata训练法的减脂效果也非常出色。

> **Tips:** Tabata训练法其实从原理上属于HIIT，是一种更具体的训练技巧。

---

[1] Tabata, I., Nishimura, K., Kouzaki, M., Hirai, Y., Ogita, F., & Miyachi, M., et al. Effects of moderate-intensity endurance and high-intensity intermittent training on anaerobic capacity and VO$_2$max. *Medicine & Science in Sports & Exercise*, 1996, 28(10):1327-1330.

田畑泉博士研究对比了中等强度耐力训练和高强度间歇训练在 6 周内对被试有氧耐力（最大摄氧量）和无氧耐力的影响。

● **中等强度耐力训练**：采用 70% 最大摄氧量强度的单车训练，60 min/d，5 d/周，共计 6 周；

● **高强度间歇训练**：20 s 的 170% 最大摄氧量冲刺 +10 s 间歇，8 个回合，共计 4 min/d，5 d/周，共计 6 周。

结果发现：

● **中等强度耐力训练**：最大摄氧量（有氧耐力）平均增加了 5 mL · （kg · min）$^{-1}$，无氧耐力没有明显提升；

● **高强度间歇训练**：最大摄氧量（有氧耐力）平均增加了 7 mL · （kg · min）$^{-1}$，无氧耐力提高了 28%。

Tabata 训练的关键是什么？

Tabata 训练法，一共有两项主要核心。

第一是它的训练安排。Tabata 训练一共要完成 8 次动作，每次动作进行 20 s，休息 10 s。动作和休息的时间比例为 2 ：1。[2]

为什么是练 20 s+ 休 10 s？科学家对比过不同的高强度间歇训练搭配（高强度 20 s+ 休 10 s）vs（超高强度 30 s+ 休 2 min）对有氧耐力和无氧耐力的影响。

结果发现，高强度 20 s+ 休 10 s 这种 HIIT 设定，对有氧和无氧耐力

[1] Tabata, I., Nishimura, K., Kouzaki, M., Hirai, Y., Ogita, F., & Miyachi, M., et al. Effects of moderate-intensity endurance and high-intensity intermittent training on anaerobic capacity and VO$_2$max. *Medicine & Science in Sports & Exercise*, 1996, 28(10):1327-1330.

[2] Tabata, I., Irisawa, K., Kouzaki, M., Nishimura, K., Ogita, F., Miyachi, M. Metabolic profile of high intensity intermittent exercises. *Medicine & Sciencein Sports & Exercise*, 1997, 29(3):390-395.

的增长效果最好 [1]。

第二是它的训练强度。Tabata 训练要求训练的强度足够大。运动心率应该基本达到自己的最大训练心率。主观体力感受等级，也应该在 9—10 左右。

Tips:

伯格主观体力感受等级： 0 无，1 很容易，2 容易，3 中等，4 有些困难，5—6 困难，7—9 非常困难，10 极其困难。

也就是说，Tabata 训练法最关键的，其实就是"时间 + 强度"。其实这也是 HIIT 之所以更高效、更燃脂的关键。

Tabata 训练强度那么大，会影响心脏健康吗？

有朋友可能会担心，Tabata 等 HIIT 训练法强度那么大，会不会对心脏不好？

他们可以放心，对心脏正常的人来说，Tabata 是完全可以练的。

科学家为此曾做过一个实验：他们组织了 20 个冠心病患者进行高强度间歇运动。结果发现这些被试在高强度间歇运动时的肌钙蛋白 T（心肌损伤标志物）浓度是正常的。

也就是说，HIIT 没有使冠心病患者产生心肌损伤 [2]。

当然，如果是心脏不太好的同学，建议还是谨遵医嘱。毕竟每个人情

---

[1] Tabata, I., Irisawa, K., Kouzaki, M., Nishimura, K., Ogita, F., & Miyachi, M. Metabolic profile of high intensity intermittent exercises. Medicine & Sciencein Sports & Exercise, 1997, 29(3):390-395.

[2] Guiraud, T., Nigam, A., Juneau, M., Meyer, P., Gayda, M., & Bosquet, L. Acute responses to high-intensity intermittent exercise in CHD patients. *Medicine & Science in Sports & Exercise*, 2011, 43(2):211-217.

况不同，不能一概而论。

哪些动作可以用来做 Tabata 训练法？

最后是大家最关心的，想要尝试 4 min 高效 Tabata 训练，该选择哪些训练动作？

想达到 Tabata 要求的心率和主观体力等级，小肌群的慢速活动，几乎是很难做到的……所以 **Tabata 训练几乎都是大肌群的快速训练。**

如果你是在健身房或者操场训练，我推荐你做冲刺跑、动感单车、阻力撬、快速杠铃深蹲、高翻等动作。

如果是居家的话，双摇跳绳、壶铃甩、弹力带深蹲（深蹲跳）、波比跳、纵跳等都很不错。

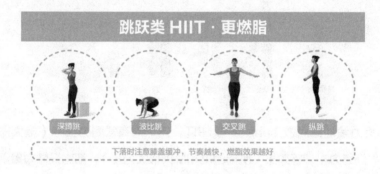

有人可能会担心，HIIT 中大量的跳跃类动作，会不会冲击太大对膝盖不好？

其实以 Tataba 训练法为例，HIIT 虽然叫高强度，但不一定非要选择高冲击力的动作。

膝盖不好的朋友，可以选择划船机、游泳等几乎没有冲击力的运动，只要你做得够快，强度够大，也完全能作为 HIIT，同时不用担心会损伤膝盖。

另外，由于训练时间很短，Tabata 训练可以放在任何一个训练之后

进行。比如 30 min 力量训练后，来一组 4 min 的 Tabata，高效减脂又省时。

而且 Tabata 这种 HIIT，不像长时间的有氧训练。长时间的有氧训练放在力量训练后，会一定程度上抑制健身训练的力量增加和肌肉增长[1]。

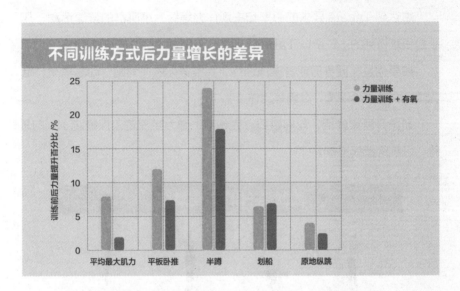

而力量训练后做 Tabata 等 HIIT，无论对有氧耐力指标（最大摄氧量），还是力量训练效果（肌肉围度和肌肉最大力量），都比只做力量训练要来得更好[2]！

[1] Robineau, J., Babault, N., Piscione, J., Lacome, M., & Bigard, A. X. Specific training effects of concurrent aerobic and strength exercises depends on recovery duration. *Journal of strength and conditioning research/National Strength & Conditioning Association*, 2016, 30(3):672-683.
[2] Kikuchi, N., Yoshida, S., & Okuyama, M., et al.The effect of high-intensity interval cycling sprints subsequent to arm-curl exercise on upper-body muscle strength and hypertrophy. *Journal of Strength & Conditioning Research*, 2016, 30(8):2318-2323.

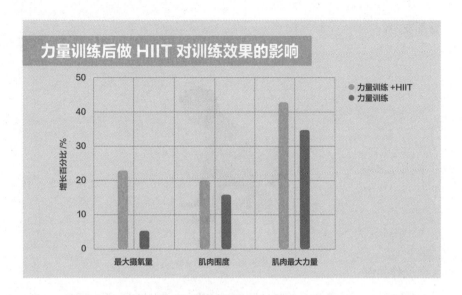

力量训练后做 HIIT 对训练效果的影响

所以 HIIT 非常适合结合力量训练一起来做哟。

最后介绍 3 个 Tabata 动作,每个动作做 20 s,休息 10 s,一共做 8 组,就是一个完整的超强燃脂 Tabata 训练计划了。

（1）深蹲跳

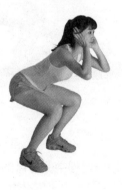

动作要点

核心绷紧,上半身挺直,不要弯腰驼背,臀部尽可能后坐,起跳时靠臀部发力。

（2）波比跳

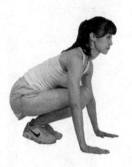

动作要点

俯地阶段，注意靠腹肌带动腿部蜷缩身体；起跳时，重心后坐，臀大肌发力向上跳起。

（3）伏地登山

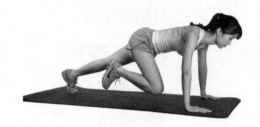

动作要点

肘关节不要锁死，动作过程中保持背部弓起，腹肌处于"C"形发力状态。

这个训练计划，可以每个动作做 20 s，歇 10 s，重复 8 次，也可以把这几个动作交替进行。动作过程中尽可能快，越快燃脂效果越好！

最后总结一下：

1. Tabata 训练法是 HIIT 的一种具体训练技巧，主要有两个核心：一个是训练安排，需要完成 8 次动作，动作进行 20 s，休息 10 s；另一个是训练强度，要训练到自己的最大心率，主观体力感受等级也要到 9—10。

2. Tabata 动作需要大肌群复合动作，比如深蹲跳、波比跳等。

3. Tabata 十分适合在力量训练后进行，更好地促进燃脂，而且不影响力量训练的收益。

4. 三个 Tabata 训练计划等待你来训练！

4.9 日行万步，就能减肥促进健康？ 有氧运动如何计算消耗的热量？

这几年各类手环与微信运动非常火热，相信大家经常能看到朋友圈里有人晒自己每天的步数和成绩。

而且比较令人惊喜的是，我常常看到一些平时不怎么运动健身的长辈，也在这种风潮下开始运动健身。这的确是个很好的现象，运动健身本来就不只是年轻人的事情。

手环和微信运动的联动，可以很好地呈现日常走路的步数，对很多抽不出时间来做有氧的朋友来说，每天达到一定的步行量，似乎也能一定程度上实现自己有氧训练的目的。

不过，只看步数就够了吗，就可以达到促进健康的目的吗？今天我们就来讲讲，运动计步到底有什么用，以及如何才是健康有益的步行方式？

单看步数，意义大吗？

实际上，早在微信运动之前，就有很多机构提出了以步数为唯一参照的运动建议，其中广为人知的就有"每日一万步"的口号。包括 ACSM（美国运动医学协会）和美国 CDC（疾控中心）也都提出过相似的建议，建议有糖尿病的人也要日行万步。

不过，每天一万步，虽然看起来可行，但忽略了一些很重要的关键点。

其一，**单纯的步数建议，并不包含运动强度。**而近几年的研究发现，运动对健康的增益，很大程度上是依赖于运动强度的[1]。如果你步行的强度很低，并不能引起身体良性的应激反应，实际上对健康没有太大的意义。

其二，很多人是从早到晚都佩戴运动手环或者计步工具的，这就导致**生活步数和运动步数并没有分开。**

由于我们所说的强度关系，生活中的很多步行，其实是对健康无益的。有很多工作可能要来回来去地站或走（比如一些服务行业等），这些行走大多强度较低，而且由于采用了不正确的站姿或走姿，并不会对促进健康产生任何效果。

根据一些研究，成年人一般一天要走 8000 步左右[2]，而这 8000 步基本上强度都很低，对健康促进作用小。如果刨除这 8000 步，实际上日行万步中，只有 2000 步左右是比较有效的运动，这个运动量实在是太小了。

但问题在于，如果你一天到晚都佩戴着手环，可能到晚上一看，发现自己的步数已经超过 1 万步了，结果就放弃了原本计划好的运动，这样对促进身体健康更没有一点益处。

所以说，虽然计步工具的确可以很好地计算出你日常的步行量，但是从对健康的增益角度来看，**单纯只看步数，不考虑强度的话，意义并不大。**

走路的强度，该如何判定？

关于步行强度，很多人说，虽然知道强度很重要，但是走路并不好确

[1] Pearce, M. E., Cunningham, D. A., Donner, A. P., Rechnitzer, P. A., Fullerton, G. M., & Howard, J. H. Energy cost of treadmill and floor walking at self-selected paces. *European journal of applied physiology and occupational physiology*, 1983, 52(1):115-119.
[2] Tudor-Locke, C., Johnson, W. D., & Katzmarzyk, P. T. Accelerometer-determined steps per day in US adults. *Medicine and science in sports and exercise*, 2009, 41(7):1384-1391.

定自己的强度啊！如果是在健身房的跑步机上走，的确会标出时速是多少，可是大多数情况下，我们都是在外面走，自己去计算时速，根本没有办法实现吧？

确实，时速并不是我们日常生活中计算步行强度的好方法，相对而言，**步频（每分钟走多少步）是一个能够合理反映走路强度的重要参数**[1]。

Tips: 如何测步频？

步行 1 min，数一下自己一共走了多少步，这就是你的步频。有计步软件的，也可以看一下自己每分钟走了多少步。

PA（Physical Activity）指南，也就是体力活动指南，曾经建议："每位成年人，为健康效益，要确保每周 5 d，每次至少 30 min 的中等强度运动。"这个中等强度就是至少 3~6MET。另外 PA 指南还建议"更大的运动强度会带来更多的健康益处"。

Tips:

梅脱（MET）: 能量代谢当量，是表达运动强度的单位。

每公斤体重从事 1 min 活动，消耗 3.5 mL 氧气，被称为 1MET。强度大概相当于成年人的静坐状态。简单来说，如果运动消耗氧气为静坐的 N 倍，就被称为 N 梅脱。**梅脱越大，运动强度越大。**

那么中等强度运动，用步频来体现的话，大概是每分钟走多少步呢？

---

[1] Tudor-Locke, C., & Rowe, D. A. Using cadence to study free-living ambulatory behaviour. *Sports Medicine*, 2012, 42(5):381-398.

根据研究，我们认为**每分钟 110 步以上，130 步以下（4.8~ 6.4 km/h）的步频是比较合理的中等强度标准**[1]。

不同步速下步频与能耗的性别比较一览表

步速 /（km/h）	项目	男性	女性
3.8	METs/ 代谢当量 步频 /（步 /min）	2.93 95.71	2.91 97.46
4.8	METs/ 代谢当量 步频 /（步 /min）	4.02 113.06	3.96 115.68
5.6	METs/ 代谢当量 步频 /（步 /min）	4.58 119.61	4.58 123.01
6.4	METs/ 代谢当量 步频 /（步 /min）	5.46 126.01	5.50 131.00

* 可以看到，只有每分钟 110 步以上，运动强度才达标。

步行，这么算更好！

确定了运动强度，日常建议的运动量也就比较好确定了。**刨除日常行走，我们每天至少要走 3300 步才会对健康有增益。**

运动量 = 合理步频 × 运动时间 =110×30=3300（步）

所以，按照 PA 指南的建议，有研究认为，国人一般按照 110 步以上的步频（也就是每分钟 110 步以上），走 3300 步（也就是 30 min），就能达到对健康促进的目的！

此外，不少想通过运动减肥的朋友，也都很关心步行运动消耗的热量，那么按照 PA 指南推荐的步频，我们能消耗多少热量呢？

下页这张图表是根据 80 kg 的男性和 60 kg 的女性在中等强度标准下，采用不同步速走 30 min 的热量消耗，大家可以作为参考[2]：

---

[1] 王欢，江崇民，刘欣，等 . 中国人步行能耗以及步行锻炼建议 . 体育科学，2013，33(11): 89-93.
[2] 孙泊，刘宇，李海鹏 . 跑台上走、跑能量消耗与运动速度的相关关系研究 . 体育科学，2012，32(9): 17-22.

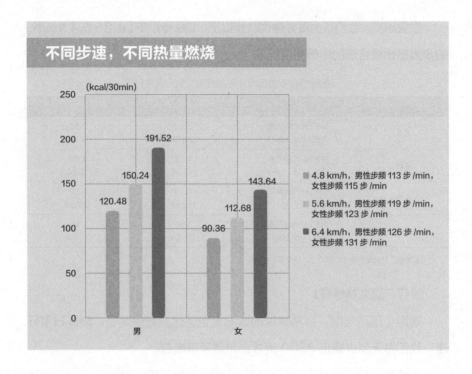

不同步速，不同热量燃烧

(kcal/30min)

- 4.8 km/h，男性步频 113 步 /min，女性步频 115 步 /min
- 5.6 km/h，男性步频 119 步 /min，女性步频 123 步 /min
- 6.4 km/h，男性步频 126 步 /min，女性步频 131 步 /min

男：120.48　150.24　191.52
女：90.36　112.68　143.64

日常生活，如何落实？

一般而言，力量训练是锻炼身体、促进健康比较好的方式，而中等强度的步行则是比较好的训练补充。

由于步行强度本身并不大，想要通过步行来达到比较好的健康增益的话，**建议每天都要走够 30 min，大约 2 km 的路程**，年轻人可以选择在上下班过程中多走 2 站地铁，长辈们则可以专门拿出一段时间来步行锻炼。

此外，对长辈来说，光是步行也不能很好地改善身体状况，之后我们会陆续介绍一些适合年长者做的居家安全小抗阻动作的。

总结一下：

1. 由于运动强度不够，日常随便走走并不能促进健康；

2. 步频是反映走路强度的重要参数，每分钟 110 步以上，130 步以下的步频，走 30 min，是比较合理的中等强度运动标准；

3. 每天 30 min，走 2 km 的路程，可以完成中等强度的步行锻炼，但也只能作为训练补充，专项训练不能少。

图书在版编目（CIP）数据

硬派健身 100 问：从吃到动 / 斌卡著 . -- 长沙：湖南文艺出版社，2022.10
ISBN 978-7-5726-0842-1

Ⅰ.①硬… Ⅱ.①斌… Ⅲ.①健身运动—问题解答
Ⅳ.①R161.1-44

中国版本图书馆 CIP 数据核字（2022）第 164849 号

上架建议：畅销·运动健身

YINGPAI JIANSHEN 100 WEN：CONG CHI DAO DONG
硬派健身 100 问：从吃到动

著　　者：斌　卡
出 版 人：陈新文
责任编辑：匡杨乐
监　　制：毛闽峰
策划编辑：周子琦
特约编辑：赵志华
营销编辑：刘　珣　焦亚楠
装帧设计：利　锐
出　　版：湖南文艺出版社
　　　　　（长沙市雨花区东二环一段 508 号　邮编：410014）
网　　址：www.hnwy.net
印　　刷：河北鹏润印刷有限公司
经　　销：新华书店
开　　本：700mm × 980mm　1/16
字　　数：263 千字
印　　张：20
版　　次：2022 年 10 月第 1 版
印　　次：2022 年 10 月第 1 次印刷
书　　号：ISBN 978-7-5726-0842-1
定　　价：68.00 元

若有质量问题，请致电质量监督电话：010-59096394
团购电话：010-59320018